AF474206

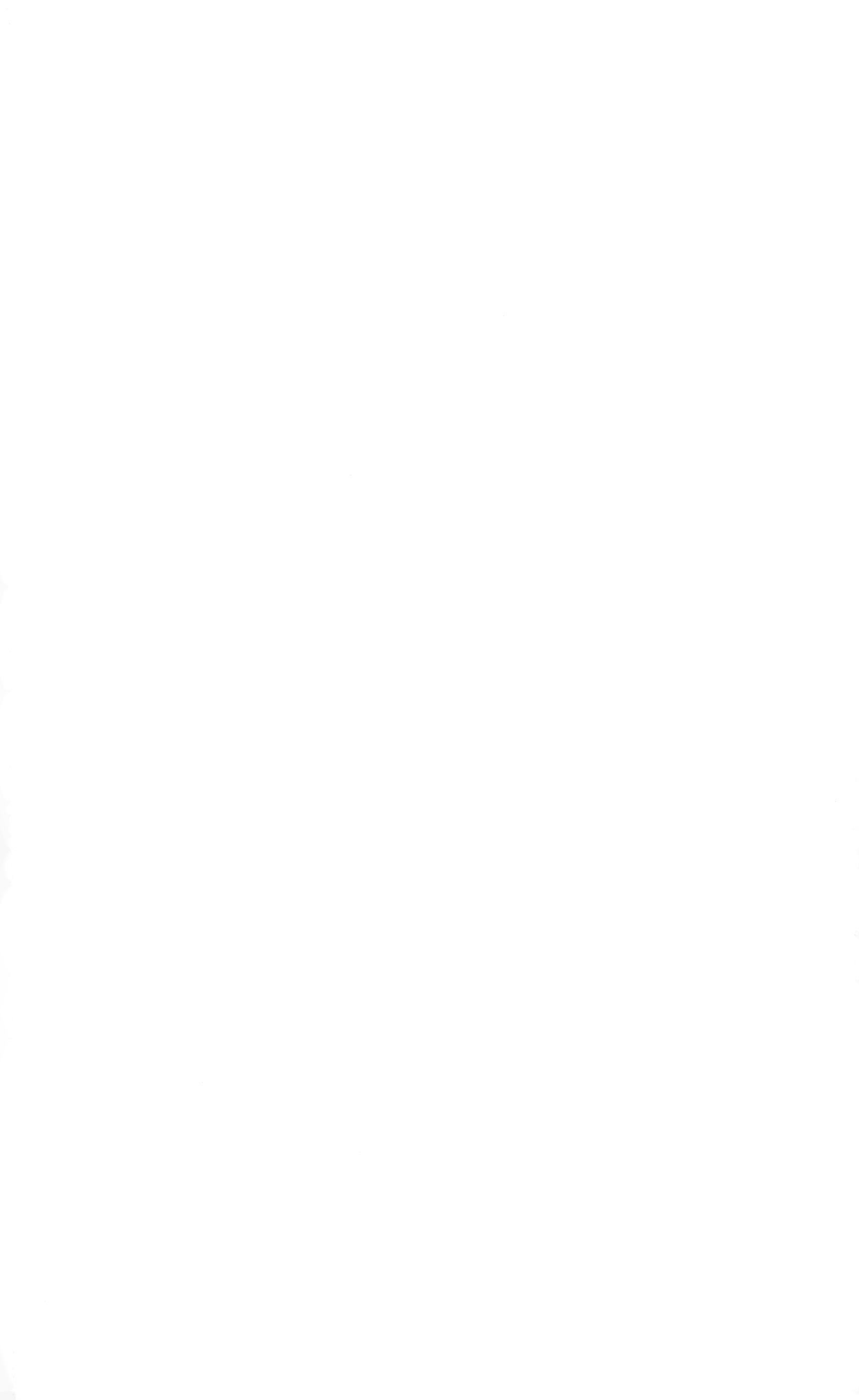

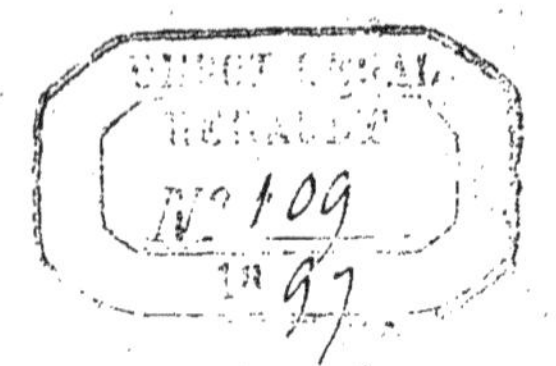

LA

MATIÈRE MÉDICALE

POPULAIRE

AU XIXe SIÈCLE

PAR

Le Docteur J.-M.-F. RÉGUIS

Pharmacien de 1re classe

LICENCIÉ ÈS SCIENCES

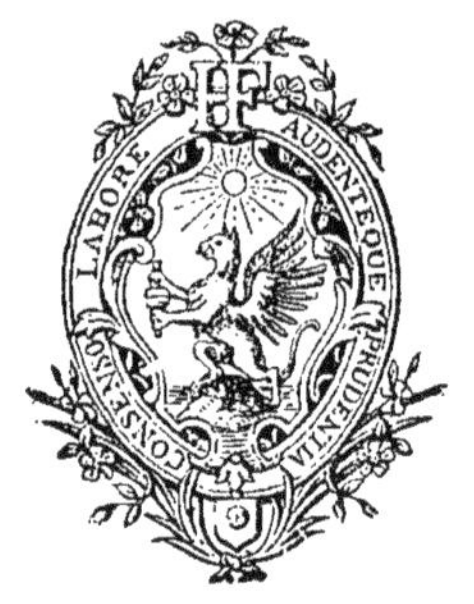

PARIS

J.-B. BAILLIÈRE & FILS

RUE HAUTEFEUILLE, 19

1897

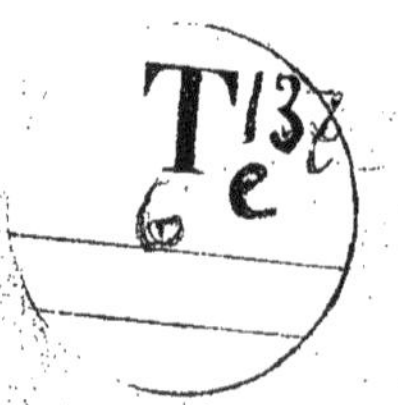

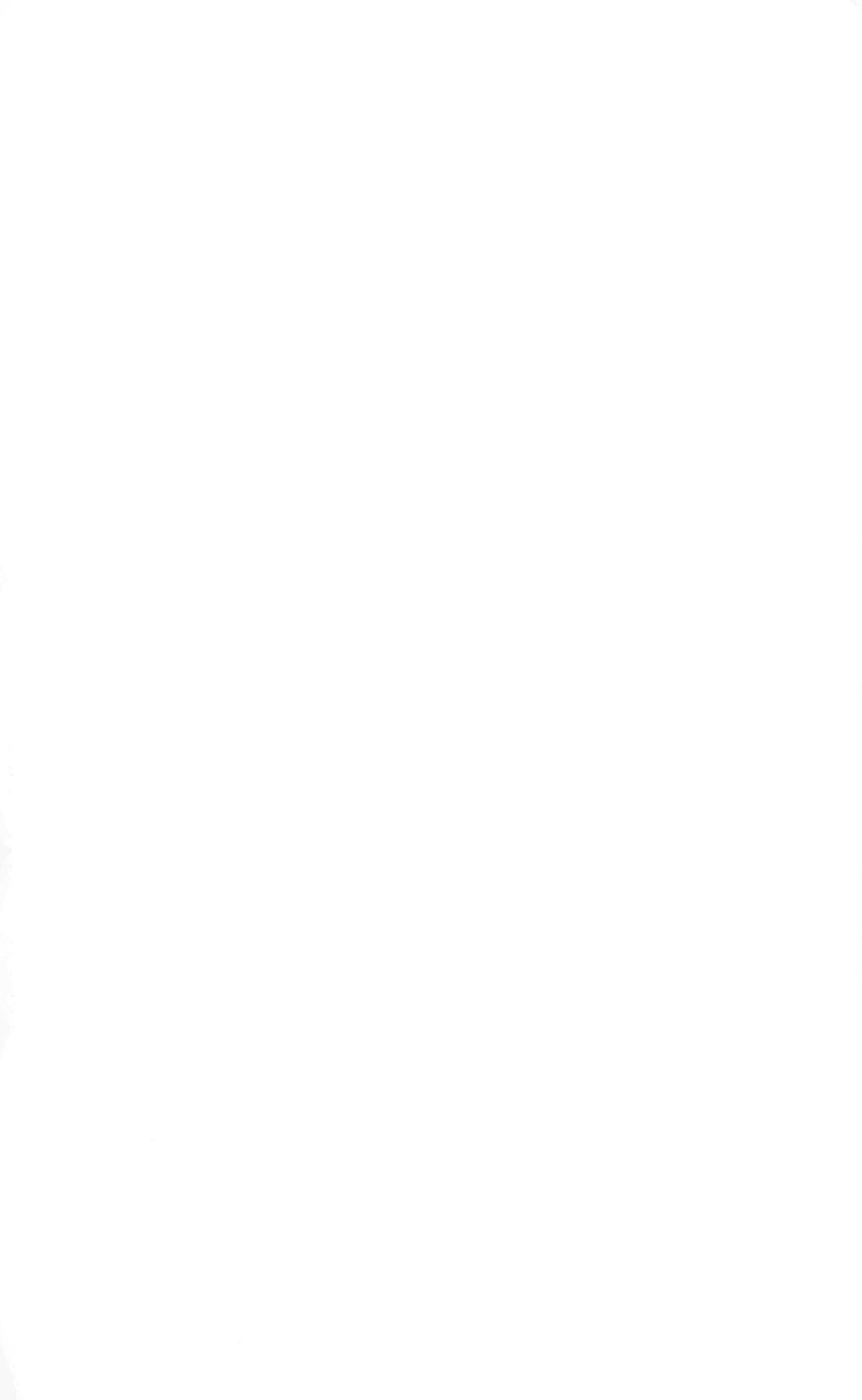

LA

MATIÈRE MÉDICALE

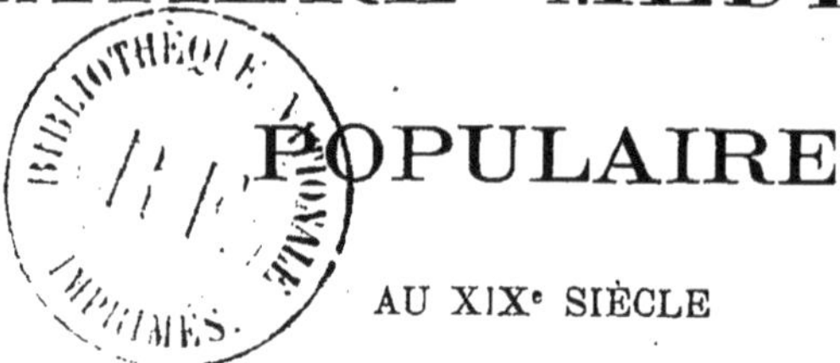

POPULAIRE

AU XIXe SIÈCLE

PAR

Le Docteur J.-M.-F. RÉGUIS
Pharmacien de 1re classe
LICENCIÉ ÈS SCIENCES

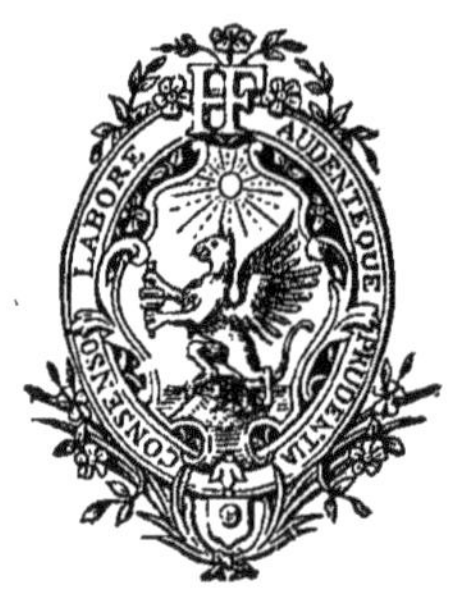

PARIS
J.-B. BAILLIÈRE & FILS
RUE HAUTEFEUILLE, 19

1897

MONTPELLIER, IMPRIMERIE CENTRALE DU MIDI (HAMELIN FRÈRES).

A MON PRÉSIDENT DE THÈSE

MONSIEUR LE PROFESSEUR COURCHET

Præceptores meos non minus quam ipsa studia, semper amavi.

J.-M.-F. RÉGUIS.

AVANT-PROPOS

Les préjugés sont les moisissures de l'esprit, ils ne poussent que dans l'obscurité.

FONSSAGRIVES.

Arrivé à une période de la vie où l'homme se recueille et fait un retour sur lui-même, il ne me déplaît pas de revivre par la pensée ma belle jeunesse, de passer en revue mes illusions, que l'âge n'a pas réussi à dissiper complètement, et de me rappeler que c'est dans une modeste pharmacie de de la ville d'Arles qu'ont commencé, il y a une trentaine d'années, mes études dans le domaine des sciences biologiques.

J'étais, alors que je franchissais le seuil de cette officine, bien loin de penser que je contracterais là des habitudes qui me suivraient dans la vie, et qui, plus tard, me seraient d'un si grand secours. C'est là, en effet, que j'ai appris à avoir de l'ordre, à être attentif, soigneux, à déployer une grande propreté dans les manipulations ; mais aussi que de fois ne m'a-t-on pas répété : « Fais ce que tu fais », ou encore : « Que chaque objet ait une place et que chaque objet soit à sa place. »

Toutes ces leçons n'ont pas été entièrement perdues pour

moi et il n'est pas de jour où je n'aie à me féliciter d'avoir passé par cette rude école qui m'a enseigné la probité et l'honnêteté scientifiques, consistant à rendre à chacun la part qui lui revient dans l'œuvre commune : *Cuique suum tribuito.* MM. Ronin-Cambacérès et Olivier (à Arles), M. Autheman (aux Martigues) et M. Pascal (à Marseille) ont prêché d'exemple et m'ont appris que le pharmacien est un travailleur désintéressé et que c'est dans ses rangs qu'il faut chercher ceux qui cultivent les sciences pour elles-mêmes.

Hélas! ma science n'était pas grande. Petit paysan en rupture de charrue, je n'en savais pas long sur les objets nouveaux qui m'entouraient; aussi les bocaux que j'époussetais, pour faire avec eux plus ample connaissance, me paraissaient pleins de substances étranges et qui n'avaient pas cours dans la matière médicale de mon village. Dieu sait pourtant le mal que je m'étais donné pour connaître les moyens employés afin de combattre les maladies dans nos campagnes. J'étais de première force et j'en aurais remontré à pas mal de commères.

Il fallait, à seize ans, dépouiller le vieil homme. C'était décourageant, et, par moments, une envie folle me prenait d'envoyer au diable toutes ces drogues inconnues, à noms bizarres, et de retourner aux champs. Une idylle devait me sauver de cette tentation. J'avais pour voisine une belle brune qui est devenue plus tard la compagne de ma vie, et je me disais que, si Paris valait bien une messe, les belles tresses de ma petite amie méritaient bien un peu d'application. Mon parti était pris : je resterais et j'apprendrais les noms baroques. Me voilà définitivement élève en pharmacie de par l'amour.

Je n'oubliai cependant pas les médications étranges de mon village, mais je pensais qu'elles n'avaient cours qu'à la campagne. C'était une erreur. Je ne tardai pas à m'apercevoir que le peuple était peuple partout, car, au sein même des grandes villes, je vis mettre en pratique mes remèdes d'antan, revivre les anciennes et superstitieuses croyances au grand détriment de l'hygiène et au plus grand profit des empiriques. Dans Marseille, les somnambules pullulaient et les guérisseurs n'y étaient point rares. Les exploiteurs sont de tous les pays et aussi, hélas! de tous les temps.

Bien des années se sont écoulées depuis les débuts de mon stage. Il a neigé sur ma tête et ma vie a eu des fortunes diverses. Je suis quand même resté peuple; mais de cette plèbe qui représente mon état social : je me suis appliqué à en étudier, loupe et scalpel en mains, l'état d'âme, c'est-à-dire les instincts, les croyances dans le domaine religieux, philosophique et médical; les aspirations vers une plus grande somme d'instruction, de solidarité, de justice, et, partant, de bonheur.

Actuellement, je dois borner mon étude à l'examen sommaire des croyances médicales et thérapeutiques du peuple. Elles ne sont pas brillantes, ces croyances, et elles marquent un retard notable sur notre civilisation. Dois-je m'en étonner? Évidemment non; elles représentent un état d'âme qui serait certainement le mien, si, plus favorisé que beaucoup, je n'avais bénéficié, par l'instruction, des découvertes modernes, restées, sans elle, lettre morte pour moi.

L'exemple, en bien comme en mal, vient d'en haut. Ainsi ces croyances superstitieuses, ces médications étranges, pour ne pas dire ridicules, il n'en est pas une dont on ne retrouve la source dans les écrits ou dans la pratique des philosophes et des médecins qui ont vécu jadis.

L'emploi des animaux, pour ne citer qu'un cas: les auteurs des siècles derniers exaltent à l'envi leurs propriétés problématiques.

En 1765, Calvet, c'est-à-dire le premier médecin d'Avignon, expérimentait le lézard des murailles contre le cancer.

La pratique du pigeon éventré vivant est encore indiquée dans un ouvrage du docteur J.-C. Gloner, imprimé en 1874.

La thériaque, avec sa composition hétéroclite, dans laquelle rentrent des têtes de vipères, figurait hier au Codex et on la retrouvera encore demain dans bien des pharmacies.

Quoi d'étonnant, après cela, que certaines pratiques soient restées dans le peuple, qui, si longtemps privé du bienfait de l'instruction, est en retard de plusieurs siècles sur notre civilisation actuelle! L'enfant grandit et grossit, mais son bon sens végète, emmailloté qu'il est par des préjugés héréditaires et que les histoires de revenants, de sorts jetés et d'esprits malfaisants ne sont point de nature à déraciner. L'ignorance est mère de la superstition.

Aussi, à la sortie de ces veillées d'hiver, où son imagination a été surchauffée par tout ce qu'il a entendu raconter de surnaturel, est-il épouvanté par le cri de la bienfaisante chouette perchée sur le chaume de sa demeure, ou par les hurlements de son chien qui souffre ou qui a soif. Que le jour arrive, sa peur disparaîtra et ses croyances superstitieuses fuiront devant la lumière.

Ces mêmes croyances superstitieuses ont entouré mon berceau, les mêmes histoires terribles, tout enfant, je les ai entendues, blotti au coin du feu, raconter par le pâtre ou le berger, rangés autour de la grande cheminée de la cuisine, pendant les longues soirées d'hiver. Aussi, pour les décrire, je n'ai point eu besoin d'ouvrir un livre, il m'a suffi de fermer les yeux et d'évoquer les veillées de notre ferme. A défaut d'autre mérite, mon étude aura celui de l'originalité et ce sera un travail inédit que je livrerai à l'examen bienveillant de mon lecteur.

LA

MATIÈRE MÉDICALE

POPULAIRE AU XIXme SIÈCLE

Décrire les remèdes autrefois usités contre les maladies de l'homme et de ses auxiliaires les animaux domestiques, remèdes qui, pour la plupart, ne se rencontrent plus aujourd'hui ni dans l'officine du pharmacien, ni dans la boutique de l'herboriste, tel est le but que je me suis proposé.

Pour me diriger dans ce dédale à nul autre pareil, j'ai dû diviser mon sujet, classer mes matériaux. J'ai cru devoir le faire en suivant l'ordre scientifique, le seul rationnel. J'ai donc rangé, dans trois chapitres différents, les corps qui me fournissent cette étude, suivant qu'ils appartiennent au règne animal, végétal ou minéral. Un dernier chapitre renfermera les principales superstitions qui ont encore cours dans mon pays.

I

Médicaments populaires empruntés au règne animal

L'examen même sommaire des anciennes pharmacopées suffit pour nous prouver que, dans les premiers temps de la médecine, les remèdes fournis par le règne animal étaient assez nombreux. Toutefois ces livres, véritables compilations de recettes, présentent la liste des substances employées sans aucun ordre. Il faut arriver à une époque relativement récente (1862) pour voir Moquin-Tandon essayer de les grouper en séries. Cet estimable auteur admet treize séries, savoir : animaux entiers, os, sang, graisse, vestiture, coquilles, organes de nutrition, bile avec urine et excréments, organes reproducteurs, œufs, organes de relation, organes accessoires, produits divers.

Une pareille sériation n'est point faite pour me satisfaire, car, entre autres observations, il me paraît difficile, par exemple, de séparer les œufs des organes reproducteurs, les premiers étant les produits des seconds, et mon embarras serait grand pour assigner dans cette classification une place à l'escargot que le vulgaire écrase le plus souvent avec sa coquille. Il me paraît donc plus simple de me servir des divisions établies en Histoire naturelle : embranchements, classes, ordres, familles, etc..., en partant de l'homme pour en arriver aux types inférieurement placés dans l'échelle animale.

L'homme (*Homo sapiens* L.) est le seul représentant de l'ordre des bimanes. Ses os, sa salive, ses ongles, son urine, ses excréments solides, sa graisse, son lait, etc., sont encore employés.

Des os humains ramassés dans les cimetières et mis à infuser dans de l'eau *guérissent* les fièvres intermittentes et la jaunisse.

La salive est souvent mise à contribution par les personnes qui pansent au secret. Elles font généralement des signes de croix à rebours avec le pouce de la main gauche imprégné de salive et prononcent les paroles magiques : « *tu anté, tu antetė, tu super anté.* » Elles traitent par ce moyen les brûlures, entorses, foulures, mal aux dents, etc.

Les rapures d'ongles macérées dans du vin, qu'on boit ensuite, procurent une ivresse furieuse.

L'urine *intus* et *extra* est la grande panacée. Appliquée localement elle passe pour guérir les dartres, les gerçures du sein, les plaies, les entorses, etc...; bue à jeun, elle est diurétique, fébrifuge, vermifuge, etc. — A Aubignan on l'emploie contre l'hémoptisie.

En 1896, Paullini publiait une pharmacopée stercorale, et, encore aujourd'hui, les excréments humains sont en honneur chez le vulgaire. Il en fait des cataplasmes contre les furoncles, les panaris, etc. Leur infusion est employée dans la dysenterie (Remoulins).

Quant à l'usage de la graisse humaine, je ne la crois pas d'une pratique courante, étant donné la difficulté à se la procurer. Il est probable qu'on lui substitue d'autres graisses plus faciles à avoir sous la main. Elle serait souveraine contre les douleurs.

Le lait d'une nourrice a des propriétés multiples : il guérit le mal aux yeux du nourrisson et un jet dirigé dans le conduit auditif externe calme les douleurs les plus violentes de l'oreille.

On apaise l'inflammation produite par la piqûre de l'abeille en frottant l'endroit piqué avec un peu de cérumen

A Aubignan, on fait griller le cordon du placenta préalablement desséché, on le réduit en poudre et on le donne aux enfants pour les préserver des vers.

L'ordre des Chiroptères est rarement mis à contribution. Aussi je n'ai rien à signaler que l'infusion des excréments des chauves-souris contre l'incontinence nocturne d'urine des enfants. Encore n'est-ce probablement que par voie d'analogie qu'on les emploie ? Les crottins de rats jouissent, dans le peuple, d'une grande vogue contre l'incontinence d'urine; or, pour le vulgaire, une chauve-souris n'est qu'un rat devenu vieux et qui a pris des ailes.

Avec les Insectivores, nous ne trouvons qu'une seule espèce qui soit utilisée, car ni le hérisson, ni les musaraignes ne jouissent de la faveur populaire en tant que remèdes. Reste la taupe, qui, elle, est en honneur et sert à calmer des maux bien divers.

Prenez une taupe, étouffez-la dans la main, *sans penser à l'acte que vous commettez* — ceci est essentiel — et vous aurez par cela même un talisman. Il vous suffira de toucher avec cette main le ventre d'un malade, personne ou bête, atteint de coliques, pour que celles-ci cessent comme par enchantement.

Mais c'est surtout contre le mal aux dents que la taupe est efficace. Au premier acte de la Cagnotte, comédie de Labiche, Colladan dit à Chambourcy qui se plaint du mal aux dents : « Prenez une taupe, une taupe de quatre ou cinq mois. »

Labiche, posssesseur d'une propriété en Beauce, avait sûrement dû rencontrer ce préjugé parmi ses métayers. On le trouve dans tout notre Midi et en maints endroits les bonnes femmes mettent au cou de leurs enfants, au moment de la dentition, un sachet renfermant quatre pattes de taupe.

Le taupier qui se fait payer par le propriétaire cinquante centimes par taupe capturée, vend aux femmes les pattes pour le même prix, non sans grimaces, et après s'être fait prier, car, assure-t-il, cette marchandise est bien payée par les pharmaciens.

A Mondragon, quand on tue une taupe, *un darboun*, on a soin de toucher, avec le pouce de la main gauche, le foie de l'animal; on se lave les mains et on possède un talisman. Si on souffre du mal aux dents, il suffira de frotter avec ce doigt la dent malade pour être guéri à jamais.

Parmi les rongeurs, souris et lapin se partagent la faveur populaire, mais le lapin l'emporte et de beaucoup, malheureusement pour lui.

A Aramon, un enfant a-t-il une affection grave de la poitrine, on enveloppe le thorax du malade dans une peau de lapin que l'on écorche vivant et qu'on lâche ensuite dans l'appartement. Affreux spectacle !

Le traitement par la peau du lapin vivant est aussi fort recommandé, par les commères, contre les rhumatismes et toutes les douleurs en général.

La graisse de marmotte, ce lapin des Alpes, est un spécifique contre les mêmes affections.

Une cervelle de lièvre portée en collier facilite la dentition des enfants. La crête du coq est aussi vantée, mais ces deux amulettes n'approchent que de loin en tant que propriété médicinale des pattes de taupe.

La souris n'a qu'une vertu, mais elle est importante. Mangée cuite à la broche comme un oiseau, elle empêche les enfants de mouiller leur drap, la nuit. Souvent même la simple infusion de ses crottes suffit pour produire le même résultat. Ailleurs, c'est la poudre de souris qu'on emploie, ou les génitoires d'un lièvre, ou les rognons d'un âne.

Les carnivores nous fournissent quatre animaux encore utilisés.

A Mende, un bouillon de petits chats est un remède en

vogue contre le *mal de la terre*, l'épilepsie ; ailleurs on les écorche vivants, ce qui ne doit pas se faire sans égratignures, et la peau fumante est appliquée, à l'instar de celle du lapin, sur les parties les plus diverses de l'organisme, suivant les maladies qu'on se propose de combattre.

On se sert aussi de la peau du renard ; celui-ci est écorché dès qu'on l'a tué. C'est un progrès et l'animal n'a pas à souffrir de l'opération. Les testicules du renard desséchés et portés sur la poitrine sont vantés, dans la région du Ventoux, contre les maladies utérines.

A Beaumes-de-Venise, on suspend au cou des hystériques les testicules du même carnivore. Un chasseur de renard, connu de tout le monde, les fournit au prix de 25 francs la paire. Les mauvaises langues prétendent que, quand il manque de renard, il livre les testicules de chien. Où la fraude va-t-elle se nicher !

La graisse du blaireau, *lou tai*, est recommandée contre les rhumatismes à Bagnols.

A Pouzillac, dans le Gard, on traite les douleurs par des frictions faites avec de l'huile dans laquelle on a fait bouillir des petits chiens qui viennent de naître.

Les Ongulés à doigts impairs, cheval, âne, mulet, ont certaines de leurs parties mises à contribution. Leur graisse, *graisso de rosso*, est utilisée contre les douleurs.

J'ai trouvé à Villeneuve un moyen peu banal de guérir le mal aux dents. Prendre un testicule d'âne, le laver, le faire sécher et le conserver pour l'usage. Quand on souffre des dents, on met le testicule dans la bouche. L'effet, dit-on, est magique.

Avec les Ongulés à doigts pairs, nous trouvons le bœuf, la vache et le mouton, parmi les polygastriques, et le cochon parmi les monogastriques.

Prendre un cœur de mouton, le piquer d'épingles, le faire

bouillir dans de l'eau et donner le liquide à boire à une personne jalouse, suffira pour la guérir.

La laine surge, c'est-à-dire non dépouillée du suint, est un remède journalier contre les amygdalites ; on l'applique en cravatte autour du cou.

Le foie de mouton, *lou lèu*, joue un grand rôle dans les incantations contre les sorts jetés. C'est inouï, dans le peuple, combien la croyance au pouvoir des jeteurs de sorts est encore vivace.

La rapure de cornes d'ovidés, ou les cendres de cornes brûlées servent à traiter les brûlures.

L'acuité visuelle diminue-t-elle sous l'influence d'une cataracte, de l'amaurose, etc., on dirige sur l'œil malade les vapeurs qui se dégagent d'un morceau de foie de mouton *noir*, cuisant sur le gril.

A Arles, il y a un remède vulgaire contre l'inflammation des entrailles ; il consiste à prendre une tête entière de mouton, à la mettre dans une marmite avec 10 litres d'eau ; on ajoute en garnitures : carottes, poireaux, cresson, cerfeuil persil, oignon. On fait bouillir jusqu'à ce que la viande se sépare des os. On passe. La tisane est alors préparée. On doit en boire cinq à six tasses par jour. Ce même breuvage est aussi employé contre les pâles couleurs.

Les lavements préparés avec la décoction des tripes du mouton ou du poulet sont fort en honneur dans une foule de maladies : cancer, épuisement, etc.

Le suif de mouton est souvent utilisé sous forme de chandelles. A Meyrargues, pour guérir les gerçures des mains, on y fait couler dessus de la chandelle en fusion. De la chandelle fondue et placée sur du coton constitue un emplâtre fort vanté dans le coryza infantile. On l'applique sur la tête.

La chandelle joue un grand rôle chez l'ouvrier qui manie un instrument pesant, marteau, pioche, bêche, etc. C'est elle qui facilite le glissement du manche de l'outil dans la main; aussi chaque ouvrier a-t-il sa boîte de chandelle.

Dans la constipation opiniâtre chez les enfants, j'ai vu employer, en guise de sonde rectale, une chandelle de faible calibre; c'est le procédé de la *candeleto*.

Le diaphragme du mouton, *l'entramble*, est vanté à Meyrargues comme un spécifique des cors. On l'applique directement sur les durillons.

Pour se guérir du rhume ou des douleurs rhumatismales dans la Drôme, on s'enfouit, pour transpirer, dans du fumier de mouton, on encore on séjourne dans un étable où se tiennent des bêtes à cornes.

Le lait de vache est souvent mis à contribution. Un biscuit nommé *langue de chat*, trempé dans du lait et appliqué sur un œil malade est une véritable panacée. Souvent aussi on emploie simplement le lait sous forme de bains locaux.

Un cataplasme de beurre et d'oseille fait disparaître les verrues (Bagnols).

J'ai vu maintes fois la viande fraîche de bœuf servir à panser des plaies cancéreuses. Cette erreur thérapeutique tire sa source dans le nom même du cancer, que les auteurs anciens lui ont donné en vertu d'une certaine analogie d'aspect qu'ils ont cru remarquer entre cet ulcère et le crancre ou écrevisse de mer. Le public a pris cette dénomination au sérieux, et pour lui le cancer est une sorte de cancre dévorant, affamé, rongeur, aux instincts carnassiers, puisqu'il dévore les chairs saines des parties qu'il envahit; de là l'idée de panser l'ulcère avec de la viande fraîche. Il est, en effet, logique de croire que, si le cancer dévore et absorbe en lui offrant de la viande fraîche, il dédaignera de manger celle du malade moins appétissante! Cet étrange préjugé existe non seulement dans la classe ignorante, mais on le rencontre aussi vivace dans le monde le plus éclairé et le plus élégant.

Les applications de tranche de viande fraîche sont fort en honneur dans un certain monde, pour conserver au teint sa fraîcheur, et pour rendre à certains organes une constribilité qu'un usage immodéré leur a fait perdre ! Le point de départ résulte, dit-on, de ce fait observé que les bouchères ont toujours le teint frais.

Comme remède contre la sciatique, on porte dans les souliers, en guise de double semelle, une tranche de viande fraîche.

A Meyrargues, on applique sur les verrues un morceau de viande de bœuf qu'on a laissé se corrompre sous une pierre, en plein air.

Le sang de bœuf est aussi utilisé. J'ai vu souvent des chlorotiques aller à l'abattoir boire chaque matin un verre de sang chaud, c'est-à-dire tel qu'il sortait de l'artère de l'animal. On y apportait aussi les enfants rachitiques, *li nousa*, pour leur faire prendre de bains de sang, en dirigeant sur les reins de l'enfant le jet qui jaillissait de l'artère ouverte du bœuf que l'on venait d'abattre.

L'emploi local des excréments du bœuf ou de la vache est encore très répandu. Tantôt le cataplasme est entièrement composé avec de la bouse, ainsi qu'on le fait à Arles contre les furoncles ; d'autres fois on y mêle du beurre, on fait chauffer le tout et on l'applique *loco dolenti* dans la sciatique (Bagnols).

Les maquignons, pour contenir un cheval, pour le ferrer ou le panser, pour le faire rester tranquille sur un champ de foire, lui introduisent dans les oreilles un morceau de beurre gros comme une noix, et ils assurent que, pendant tout le temps que le beurre fond, l'intelligence de l'animal est occupée à rechercher la cause du phénomène anormal qui se passe en lui, et ne songe nullement à se défendre.

Le cochon figure souvent dans la matière médicale des

bonnes femmes. C'est le lard surtout que l'on emploie ; *lou sahin-mascle* est particulièrement en honneur contre les plaies, les bosses sanguines, les coups, etc. Chaud, on l'instille dans le conduit auditif externe, dans l'otite et autres inflammations de l'oreille. Mais c'est surtout comme remède interne qu'il est vanté. A-t-on un point de côté consécutif à un refroidissement ? Vite on prendra un bon morceau de lard *rance* si c'est possible, on le mettra dans un pot avec du vin, un peu de poivre et quelques clous de girofles, on fera réduire de moitié et on boira ce mélange aussi chaud que possible !

A Arles, l'eau des boudins est vantée contre les engelures ; on emploie aussi, dans la même ville, de l'eau qui a servi à racler le cochon.

Je connais une dame, à Avignon, qui est persuadée avoir été guérie d'un cancer au sein après s'être frottée avec *lou boundoun*, sorte de graisse de cochon non fondue. On doit faire les frictions le soir, surtout au clair de la lune, et quand tout le morceau de graisse a été usé, il faut enterrer la peau (*la coudèno*) dans du fumier.

Contre l'épistaxis (saignement de nez), dans la Drôme, on emploie les excréments de porc mâle cuits avec de la bonne huile en cataplasmo.... sur l'estomac.

A Aubignan, contre cette affection, on applique la bouse fraîche sur la région frontale.

A Meyragues, à Noves, etc., le fiel de cochon est un remède courant contre les coupures.

Les ressources que l'ornithologie offre à la matière médicale populaire sont restreintes.

Un œuf de poule chaud pondu, appliqué sur l'œil, est un spécifique contre toutes les maladies des yeux. Une langue de chat, sorte de biscuit, trempé dans du blanc d'œuf et placée sur l'œil, est utile pour calmer les orgelets.

A-t-on une tourniole, ou même un panaris ? On plonge le doigt malade dans un œuf nouvellement pondu, et on le laisse douze heures, ou on colle sur la partie gonflée la pellicule qui se trouve sous la coquille d'un œuf de poule. On prend un jaune d'œuf, un dé de sel fin, on fait une pommade que l'on applique sur le doigt.

Un blanc d'œuf battu avec de l'alun, placé sur de l'étoupe, sert à faire de l'*estoupado* dont on se sert dans les foulures.

Le jaune d'un œuf du jour constitue la base du lait de poule. Ceci est plus qu'un remède populaire, c'est un aliment.

Un jaune d'œuf mêlé à du miel, à de la farine et à de la poudre de safran, formera un cataplasme utile pour faire percer les abcès du sein.

Les œufs durs arrêtent la diarrhée. L'œuf guérit aussi les hernies.

Il existe au Tubier, hameau dépendant de Septèmes, un singulier pèlerinage. On amène, le jour de l'Ascension, les enfants atteints de hernies à la maison de *meste Lazare* qui, en 1817, reçut, on ne sait de qui ni comment, le secret du *remède de l'œuf.* Puis maître Lazare mourut ; mais il laissa le don à sa fille *Teresoun*, qui le laissa à sa fille Lazarine, qui le laissa à sa fille Joséphine, celle qui opère actuellement à Tubier.

On arrive chez elle, ayant en poche un œuf du « jour », c'est-à-dire un œuf venu au monde entre les deux minuits : celui de la nuit passée et celui de la nuit prochaine. On lui remet l'œuf qu'elle découronne ; elle en fait tomber le blanc et laisse le jaune au fond de la coque.

Puis les parents font avancer l'enfant malade, et celui-ci fait tout simplement « pipi » dans l'œuf ! Le remède est alors consommé. Mais l'enfant devra revenir deux fois encore, car ce n'est qu'à la troisième année que la guérison sera un fait accompli. Et cela se passe en plein champ, au pied d'un olivier, derrière une haie ; dans la maison même, quand l'enfant est une fillette, et vous voyez d'ici les scènes de petit coin qui se passent à ce moment d'intimité enfantine et champêtre.

L'œuf, après l'opération, est soigneusement piqué, plein jusqu'au bord de l'urine de l'enfant, dans une caisse remplie de cendres. Trois cent œufs par an sont ainsi alignés en rang d'oignon dans une caisse hermétiquement fermée à minuit sonnant, à Tubier, le jour de l'Ascension. Et le mystère médical s'accomplit en silence. La personne qui reçoit les malades ne touche plus à cette caisse et on recommence l'année suivante.

La graisse d'un chapon de Bresse est utile dans les rhumatismes à Arles.

La crête d'un coq portée en amulette favorise la première dentition. Cette même crête encore chaude fait merveille quand on en frictionne les gencives d'un jeune enfant.

Les excréments de la poule, du canard, de l'oie, etc., constituent un excellent cataplasme contre les panaris. Dans la Drôme, on laisse le doigt malade pendant un quart d'heure dans le cloaque d'une poule vivante. Si la poule meurt au bout d'une demi-heure, la guérison est certaine.

Un pigeon vivant, ouvert en deux et appliqué sur le front d'une personne atteinte de fièvre typhoïde, est un moyen puissant de curation. Seulement le remède est si *violent*, que les cheveux du malade tombent presque toujours. Dans la Drôme, une poule ouverte vivante est appliquée sur la poitrine d'une personne atteinte de pneumonie.

Contre la jaunisse, on emploie le bouillon obtenu avec une poule ayant les pieds jaunes. Réminiscence de la doctrine des signatures. Dans l'ictère, on a le teint plus ou moins jaune, la poule qui sert à préparer le bouillon que l'on boira a les pattes jaunes ; donc elle sera le remède indiqué contre l'affection. L'hépatique ayant trois feuilles doit guérir les maladies du foie, organe ayant trois lobes. La carotte, le pou, les pattes de certaines poules sont jaunes, voilà les remèdes naturels contre la jaunisse. La vipérine commune présente sur sa tige des bigarrures qui, avec beaucoup de bonne volonté, rappellent celles ornant la robe de la vipère ; il en résultera forcément que la vipérine sera une panacée contre la morsure de ce reptile. La théorie de Porta le veut ainsi. Passons, on ne s'attarde pas à détruire ce qui n'est pas fondé.

A Saint-Geniès-de-Malgoirès, on emploie le nid d'hirondelles contre les maux de gorge. On le fait bouillir avec de l'huile et on applique le tout, en manière de cataplasme, sur la région du cou.

Les Reptiles, ces frères inférieurs des oiseaux, jouent encore un assez grand rôle dans la médecine du peuple.

A Marseille, l'huile de tortue est employée par les pêcheurs pour panser les coupures; la graisse de ces chéloniens est aussi en grande estime contre les douleurs.

Le lézard des murailles (*Lacerta muralis* Dum et Bibron) a été préconisé contre le cancer. On peut lire dans les œuvres de Calvet (manuscrit n° 2345 de la Bibliothèque d'Avignon, pages 33 et suivantes) les résultats de cette médication. Cette relation est assez curieuse pour mériter d'être reproduite textuellement.

« Aussitôt que j'eus reçu l'avis que vous me fites l'honneur de m'adresser — Calvet écrit à Vicq d'Azyr — j'engageais la nommée Toinette Ricardo, atteinte de cette maladie, à entrer à l'hôpital. C'est une femme de trente ans, vive, robuste, bien faite, parfaitement réglée, qui a toujours joui d'une santé ferme et dont l'aspect ne donne pas la plus petite idée de maladie. Son cancer ne date que de deux ans ; il est à la mamelle gauche ; on ne peut l'attribuer à aucune compression ni à aucun coup reçu ; la tumeur est très volumineuse, dure, inégale, ulcérée dans sa partie supérieure, adhérente au pectoral avec des prolongements sous l'aisselle, conséquemment inopérable.

» Après de très légères préparations, je la mis, le 12 octobre, à l'usage de nos lézards : Je les avais sous la main, on en trouve en abondance à la porte de l'hôpital, de sorte qu'on les donnait à la malade au moment où on venait de les prendre ; c'était toujours en pilules dans du pain à chanter, coupés à petits morceaux encore palpitants.

» Les 12, 13, 14, je ne donnai chaque jour qu'une seule larmuse, le matin : je n'en vis, ainsi que je m'y attendais, aucun effet sensible.

» Les 15 et 16 on en donna deux, une le matin, une le soir : les urines furent plus chargées, le pouls devint très vif, les élancements dans la mamelle plus sensible.

» Le 17, je fis prendre trois lézards, deux le matin et un le soir ; il ne se manifesta aucun signe particulier, surtout (ce que j'observai avec soin) la transpiration ne parut pas plus abondante, les selles furent les mêmes et il n'y eut aucune salivation.

» Le 18, les règles s'annoncèrent ; elles ont été, selon la malade, évidemment plus abondantes qu'à l'ordinaire, il y eut le soir un petit mouvement fébrile, je retranchai un lézard, je me bornai à deux par jour durant les trois jours des crises périodiques. Le 20, la femme se plaignit d'une douleur et d'une ardeur dans le vagin. Le sommeil toujours bon.

» Le 21, je revins à trois lézards, et enfin depuis le 22 jusqu'au 31 de ce mois, j'ordonnai quatre larmuses par jour : deux le matin et deux le soir. Le 24, il parut quelques légères nausées ; le 25, un peu de ptyalisme d'une salive visqueuse et gluante, qui ne se soutint pas, rien de remarquable dans les sueurs, les selles, ni les urines. Il est important de ne pas omettre que la malade n'a jamais su ce qu'elle prenait.

» Voilà, Monsieur, où se terminent mes observations : le nombre total des lézards doit avoir été de 50 à 60 dans vingt et un jours. Je crois qu'en avançant j'aurais pu sans inconvénient les pousser jusqu'à dix par jour. Durant le cours des remèdes j'ai fait souvent découvrir le sein malade, je n'y ai vu aucun changement. J'y faisais mettre en topique de la carotte jaune crue, rapée (*Partinaca sativa*). Mon trimestre à l'hôpital ayant fini le 1er novembre, je souhaitais vivement que cette expérience fût continuée; mon successeur ne l'a pas jugé à propos, l'usage des lézards a été supprimé et j'ai appris que la malade était aux émulsions. « Je conclus de tout ce que j'ai observé : 1° que ce remède accélère manifestement le mouvement du sang et des humeurs et que par conséquent il va droit à l'indication ; 2° qu'il agit sur le tissu de l'utérus et de là sur les mamelles par la sympathie des nerfs de ces parties et par les anastomoses de leurs vaisseaux, la femme citée ayant très souvent ressenti une sorte de tressaillement dans le sein malade et même dans la mamelle saine ; 3° que les changements qu'on nous annonce dans les urines, dans la salive et dans la transpiration, ne viendraient vraisemblablement qu'à la longue dans nos climats ; 4° que l'entrée de l'hiver est moins favorable à l'action du remède, et que le printemps vaudrait infiniment mieux (le thermomètre, durant mon expérience, a varié de 8° à 12°) ; 5° enfin, et pour conclusion ultérieure, je pense que ce remède auquel nous ne pouvons pas encore accorder notre confiance mérite cependant d'attirer l'attention des médecins. »

« S'il m'est permis de faire part à la compagnie de mes conjectures, il me semble que, dans le cas où l'usage des lézards dans le cancer ne fût pas infructueux, il y aurait encore plus à espérer de la chair des vipères prises de la même manière. Peut-être que celle des crapauds serait de quelque secours. Il y a ici un préjugé en leur faveur pour cette maladie. Je les ai vus souvent appliqués en topique, mais sans succès, je ne sache pas que quelqu'un ait jamais osé s'en servir pour l'usage interne. A l'égard de l'extrait de ciguë, je pense qu'il est ordinairement inutile dans le traitement des femmes, je l'ai prouvé par un grand nombre d'observations que je vous adressais anciennement ; mais je ne dois pas taire que j'en ai entrevu quelques légers effets dans les humeurs cancéreuses des hommes. »

A Villeneuve, on fait tomber les dents malades en les touchant avec de la cendre de lézard vert (*Lacerta viridis* Dauvin) préparée de la manière suivante : On prend un lézard vert, on le renferme vivant dans un bloc d'argile que l'on place dans un four chauffé. Après calcination on brise la boule, on recueille les cendres pour s'en servir quand besoin sera.

Les taies de la cornée, les conjonctivites, les kératites, sont traitées par les excréments du lézard ocellé (*Lacerta ocellata* Daudin). On prend la partie blanche de l'excrément, celle qui représente l'urine, on la fait dessécher, puis on la réduit en poudre et on l'insuffle dans l'œil malade (Villeneuve, Bagnols, Pompignan, etc.).

A Fournès, un vieux berger traite les mêmes affections en se servant des excréments du crapaud.

Les Ophidiens sont encore fort en honneur. On vante, dans tout le midi, dans les accouchements laborieux, l'infusion de peau de serpent — la peau abandonnée par le reptile lors de la mue vers la fin de l'hiver. L'analogie est frappante et la doctrine des signatures triomphe ; en effet, de même que la couleuvre s'est séparée heureusement de sa peau, de même la parturiente se séparera de son fardeau.

Une infusion de peau de serpent guérit les coliques, la migraine, les fièvres, fait remonter le lait. Porter autour du cou ou des reins ou dans le chapeau la dépouille sèche d'un ophidien préserve de l'avortement, des lumbagos ou du mal à la tête. Voilà des indications bien nettes et bien précises.

La graisse de serpent est utile contre les douleurs. Elle est aussi fort employée pour retirer les épines ou les échardes que l'on se plante dans les mains. Mais la graisse doit être appliquée en sens inverse. Ainsi a-t-on une écharde dans la paume de la main, on devra mettre la graisse de serpent de l'autre côté, c'est-à-dire sur le dos de la main. Le serpent *pipo* (attire) une proie, sa graisse pourra bien piper une écharde.

A Chateauneuf-du-Pape, on fait bouillir la chair d'une couleuvre, et on boit le liquide obtenu pour se guérir du froid et chaud ; ce breuvage amenant, dit-on, une sudation abondante.

On panse les gerçures du sein avec un fragment de peau de serpent. Contre le mal aux dents, couper la tête d'un serpent, la rouler dans un morceau de mousseline et coudre le tout au fond du chapeau que l'on porte (Drôme).

La vipère, rare dans notre région, est aussi fort prônée ; mais, comme le fait judicieusement observer M. le professeur Planchon (*Le commerce actuel de l'herboristerie dans une région du Languedoc*), ce souvent des têtes de couleuvres qu'on vend et qu'on emploie comme têtes de vipères. La tête de vipère fait partie de la thériaque.

Dans la Drôme, on traite les douleurs rhumatismales par les frictions d'huile, dans laquelle on aura fait mourir une vipère. Dans le même département on vante contre les coliques la peau de vipère pilée, mélangée au vin que l'on boit.

Porter en jarretière une peau de serpent préserve des varices (Arles). En maints endroits la vipère est considérée comme un talisman. Ainsi, à Pont-de-Montvert, dans la Lozère, un animal domestique vient-il à être malade, perd-il l'appétit, on attribue souvent cela à un sort, à un mauvais regard jetés sur lui par des gens qui ont le pouvoir de le rendre malade. Pour remédier à cela, ils prennent une tête de vipère tuée pendant la pleine lune du mois de mars ; on l'entoure d'un morceaux de drap écarlate et on fait porter ce talisman par l'animal, soit dans la queue, soit dans le collier, car il doit être caché pour jouir de sa puissance.

Veut-on exempter un fils du service militaire, ce qui est l'idéal de bien des parents, la mère coud une tête de vipère dans le pantalon de son enfant, mais il faut que nul ne le sache.

Sur une quinzaine de batraciens qui vivent dans la région, un seul, le crapaud commun (*Bufo vulgaris* Laur.), est mis à contribution par la médecine populaire ; mais il l'est sur une large échelle, car la sottise humaine veut que cet amphibien ait le *don* d'empêcher les maladies contagieuses de se développer, le crapaud agissant à distance, *tirant* le venin. Aussi est-ce la règle, dans le peuple, quand on soigne un typhique, de trouver un crapaud attaché sous le lit ou même placé sous l'oreiller du malade, à moins qu'il ne soit maintenu sur la tête du patient.

L'emploi du crapaud contre la fièvre typhoïde est très répandu. J'ai trouvé cette pratique dans notre Midi, partout où j'ai observé, et non seulement à la campagne, mais encore dans les grandes villes, notamment à Marseille. Les personnes qui ont recours au crapaud ne se doutent guère qu'elles usent d'un procédé renouvelé de l'Ecole de Salernes. Mais, dira-on, comment expliquer l'action d'un pareil traitement ? C'est pourtant bien simple :

Le plus vaillant triomphe et l'emporte à la guerre,
Pour les poisons de même : un venin de crapaud,
D'autre venin triomphe et l'expulse bientôt.

Un crapaud pendu vivant, par le cou, au plafond d'un appartement, guérit de la peur la personne qui l'habite (Arles) ; pendu par un patte dans un poulaillier, il garantit de la vermine les oiseaux domestiques (Hautes-Alpes) ; trois crapauds fixés par les pattes, au moyen de chevilles de bois, contre le mur d'une bergerie, préservent les troupeaux de la gale (Drôme). Un crapaud enfermé dans un cabanon (chalet rustique) empêche les rats d'y venir causer des déprédations (Allanch) ; gardé en domesticité dans une maison, il en fait disparaître l'humidité (Arles).

A Remoulins, on traite la clavelée, *la picoto*, variole des bêtes à laine, en faisant griller un gros crapaud, et en le fixant ensuite dans la sonnette, *la sounaio*, d'une brebis du troupeau, à moins qu'on ne fasse appel à certains hommes qui ramassent pendant le jour diverses herbes qu'ils répandent ensuite dans la soirée au milieu de la bergerie.

Cette double pratique est condamnable. La clavelée est une affection manifestement contagieuse et ses pustules contiennent une matière inoculable, le claveau, susceptible de transmettre la maladie à l'homme, soit par voisinage, soit plus vraisemblablement par inoculation. On devrait donc ne pas s'en tenir à des pratiques ridicules, mais user à son encontre de certaines précautions ; s'isoler autant que possible du troupeau atteint ; vacciner dès leur naissance les enfants d'une localité dans laquelle la clavelée se montre ; revacciner les adultes.

Dans la Drôme, deux crapauds placés sous le lit du malade guérissent le cancer.

Contre les chancres, à Pont-de Montvert, dans la Lozère, on se sert du remède que voici : prendre un crapaud vivant, le placer dans un vase avec de l'eau-de-vie, laisser en contact pendant quarante jours, faire sécher, pulvériser et appliquer une pincée de cette poudre sur la plaie.

Un crapaud vivant que l'on fait bouillir pendant deux heures dans de la bonne huile est utile en frictions contre les rhumatismes (Fontvieille).

A Fournès, les taies de la cornée sont traitées par l'insufflation de la poudre d'excréments de crapaud.

Un collier de pattes de ce batracien favorise la dentition des enfants du premier âge.

Quatre pattes de crapaud ou de grenouille que l'on porte sur soi préservent du mal aux dents.

Un crapaud desséché et porté sur soi préserve de la peste (Avignon).

Dans certains phlegmons appelés *carboun*, à Bagnols, on emploie une pommade faite avec de la poudre de crapaud.

Pour guérir les fièvres à Vauvert, on fait bouillir un crapaud vivant ; au sortir du pot on l'expose fumant sur le parquet de la chambre du malade. Ce batracien, ainsi préparé, a la propriété d'absorber les miasmes nuisibles.

Contre la migraine on préconise le moyen suivant : mettre sur la tête et sous le chapeau un crapaud vivant lequel sera mort au bout de quelques heures.

A Pompignan, près Valleraugue, un crapaud (*Sobaou*) desséché dans un four, puis moulu et bouilli dans du bon vin, constitue une potion usitée contre les rhumatismes.

Un de mes voisins, originaire de Montélimar, m'a raconté qu'un de ses amis, atteint d'un froid et chaud depuis plusieurs années et ayant fort mauvaise mine, se coucha un jour, pour faire la sieste pendant les moissons, sur l'herbe humide, et cela malgré les remontrances des personnes qui travaillaient avec lui. A son réveil il se sentait mieux, et trois jours après il était guéri. C'était une résurrection. Aussi ses compagnons de travail n'en croyaient-ils pas leurs yeux et ne savaient à quoi attribuer une si prompte guérison. On soupçonna qu'à l'endroit où il s'était couché il devait y avoir quelque crapaud. On alla voir, et effectivement on trouva à cette place un gros crapaud étendu raide-mort.

Les Poissons sont de faible ressource dans la matière médicale populaire.

A Nice, les Hippocampes, séchés d'abord au soleil, rôtis ensuite à une douce châleur et plongés dans le vin, sont usités contre les coliques. Cette pratique se retrouve dans l'Ecole de Salernes.

En Dalmatie, on se sert des Hippocampes pour faire disparaître l'engorgement des mamelles chez les femmes, tandis que les Norvégiens, au contraire, les regardent comme un poison. Enfin, Thomas Smith, naturaliste anglais, assure que dans son pays les femmes s'en servent pour augmenter leur lait.

Voilà trois assertions qui ne laisseraient pas que de nous embarrasser fort, le même animal étant là un poison, augmentant ici la sécrétion lactée, la tarissant ailleurs, si la médecine populaire ne nous avait habitué depuis longtemps à de pareilles contradictions.

Sur notre littoral les vieux pêcheurs, pour se préserver de la migraine, portent dans leur bonnet un hippocampe desséché.

Enfin, le foie de certains sélaciens, notamment celui du Humantin (*Centrina Salvani* Risso), mêlé à du miel, est un spécifique de la cataracte. La cendre du cuir du même poisson est bonne contre la teigne, propriété déjà utilisée du temps de Rondelet.

Les Insectes sont peu employés et je ne trouve que six types auxquels la matière médicale populaire ait recours.

L'abeille domestique (*Apis mellifica* Linné), en infusion, passe pour diurétique (Bagnols). Le miel est souvent employé pour édulcorer les tisanes; il rentre aussi dans la composition de divers onguents et constitue une panacée contre les brûlures.

Le pou de la tête (*Pediculus capitis* de Gaer) est encore un remède en vogue contre la jaunisse, pris en infusion ou avalé vivant. A Ners, dans le Gard, une femme traite couramment l'ictère par ce moyen. Dans la Lozère, à Pont-de-Monvert, on fait avaler au malade, qui doit ignorer la nature du remède, une bouchée de pain dans laquelle on a mis trois poux.

On l'emploie aussi contre la phtisie. A Meyrargues, on fait avaler aux personnes atteintes de cette affection des poux vivants qui vont dévorer les parties corrompues des poumons et meurent de leur belle mort lorsque cette nourriture vient à leur manquer. Le malade est alors guéri.

L'infusion de cigale (*Cicada fraxini* Fabr.) ou la poudre de cet hémiphtère jouissent, à Marseille, d'une grande faveur contre les diarrhées. A Saint-Rémy-de-Provence et à Châteauneuf-du-Pape, on emploie la cigale contre les différentes affections de la vessie, elle passe pour un diurétique de premier ordre. On les paye 2 fr. 50 le cent.

J'ai vu, à Marseille, des personnes ayant des verrues aux mains, faire mordre ces productions épidermiques par divers acridiens.

A Arles, dans la pleurésie, on applique sur le point de côté un cataplasme de fourmis et de cendre de bois.

Porter dans la poche de la veste une coque de *Cabreto* (oothèque de mante) préserve du mal aux dents; mais, pour ce remède soit efficace, il faut que la personne qui l'emploie ait elle-même trouvé la coque (Anduze).

Deux Arachnides donnent des produits à la matière médicale du peuple.

La toile de l'araignée domestique (*Tegenaria domestica* Linné), *Estaragno, Aragnado, Esterigagno*, etc.), appliquée sur les plaies produites par les coupures, est d'un usage journalier. Cette pratique n'est pas sans danger, car ces toiles d'araignée, prises dans les étables, peuvent renfermer des bacilles du tétanos (*Bacillus tetani* Nicolaier), affection qui pour Verneuil a toujours une origine équine.

L'infusion de ces mêmes toiles est aussi employée contre les fièvres.

Enfin la toile d'araignée, mêlée à de l'huile et de la cendre de saule, sert, à Villeneuve, pour panser les brûlures.

Dans toute la région, on emploie contre les morsures d'animaux venimeux l'huile d'olive dans laquelle on a fait macérer des scorpions vivants, surtout l'*Euscorpius flavicaudus* Geer, qui est notre scorpion ordinaire, celui que l'on trouve communément dans nos jardins et qui n'est même pas rare dans nos maisons.

L'usage de cette huile de scorpion renfermant des particules organiques en putréfaction cause parfois des accidents. A Jonquerettes, dans Vaucluse, une femme, mordue par une araignée des caves, pansa sa morsure avec cette huile et faillit en mourir.

Contre les piqûres d'animaux venimeux, on se contente souvent d'écraser l'animal sur la partie qu'il a piquée, car, dit-on, la nature a placé le remède à côté du mal.

Une pratique qui est aussi très répandue consiste à frotter la piqûre avec le suc de trois feuilles, prises sur trois plantes différentes, herbes, arbustes ou arbres.

Deux Crustacés figurent dans la pharmacopée populaire, le cloporte et l'écrevisse.

Le cloporte ordinaire (*Armadillio vulgaris* Latr.), connu sous les noms vulgaires de *Pourquet de Sant-Antoni, Treuilletou*, etc., est le plus employé. La poudre est usitée contre les enflures (Bagnols). Grillés sur une pelle rougie au feu, puis infusés dans de l'eau, les cloportes jouissent à Meyrargues d'une excellente réputation comme antilaiteux.

A Arles, des écrevisses (*Astacus fluviatilis* L.), pilées et appliquées en cataplasme sur le ventre, sont réputées vermifuges.

Quelques rares mollusques sont mis à contribution.

Dans la Drôme, pour guérir un malade atteint de la rage, on lui fait manger une omelette de trois œufs dans laquelle on aura mis trois pincées de poudre de coquille d'huître *mâle*. Or, l'huître étant hermaphrodite, la préparation de ce remède ne laisse pas que d'être difficile!

La chair des différentes espèces d'escargots, avalée crue, constitue un remède populaire contre le rhume et les différentes inflammations de la poitrine.

A Noves, on traite les brûlures de la façon suivante : faire calciner des coquilles d'escargots jusqu'à ce qu'elles deviennent moitié blanches et moitié noires ; les piler, faire une pommade avec de l'huile d'olive et l'appliquer sur la plaie. C'est en somme, une formule originale du liniment oléoso-calcaire.

Dans la région du Ventoux, pour guérir les taies de la cornée du mouton, — taies qui proviendraient de ce que, en se coupant les ongles, les personnes de la ferme en auraient laisser tomber des fragments dans le feu, — on prend un escargot que l'on fait calciner, coquille et bête, sur des charbons ardents ; puis on pulvérise le tout et la poudre obtenue insufflée dans l'œil fera disparaître l'*oungloun*.

A Arles, pour calmer le mal aux dents, on écrase des escargots vivants de manière à obtenir un cataplasme que l'on applique sur la joue. Aux Angles, j'ai vu employer ce même cataplasme dans la fièvre typhoïde; on le plaçait à la plante des pieds.

Un seul ver est utilisé dans la médecine des bonnes femmes, mais son usage est autant répandu que répugnant.

Le ver de terre ou lombric terrestre (*Lumbricus terrestris* Linné) jouit, dans le peuple, d'une réputation prodigieuse, comme vermifuge. On laisse pourrir des lombrics dans une bouteille pleine d'eau, et on frotte le ventre de l'enfant avec ce liquide. On en fait bouillir dans de l'eau ou dans de l'huile, et le pauvre bébé devra avaler ce peu ragoûtant breuvage. On les fait griller, puis on les pulvérise et on donne cette poudre dans une infusion. Encore si cela constituait une médication dont les effets fussent sûrs, mais cette pratique ne repose que sur la doctrine des signatures : le lombric a la forme de l'ascaride lombricoïde; donc il doit tuer ce parasite !

Plus rarement on applique directement les vers de terre sur le ventre ou sur la tête de l'enfant, suivant qu'on le suppose atteint des vers ou d'une méningite. Les lombrics meurent, dit-on, très vite, et c'est alors le signe de la guérison (Valréas).

Une mention spéciale n'est pas à donner aux sangsues, *Iruge*, *tiro-sang*, car ces annélides, autrefois très en vogue, ne sont presque plus utilisés de nos jours. D'un excès on est tombé dans un autre; c'est la règle dans le peuple et même ailleurs.

Avec les cœlentérés un seul type est à citer. Porter autour du cou un collier de corail préserve de la migraine.

II

Médicaments empruntés au règne végétal

Phanérogames angiospermes.— Dicotylédonées et Monocotylédonées.

Les Dicotylédonées sont divisibles en trois ordres : Gamopétales, Polypétales et Apétales.

A leur tour les Gamopétales forment trois séries : Bicarpellées, Hétéromères, Infères.

BICARPELLÉES.— Quatre classes : Lamiales, Personales, Polémoniales, Gentianales.

LAMIALES.— Deux familles : Verbénacées et Labiées.

Je n'ai jamais vu employer la Verveine officinale (*Verbena officinalis* L.) Par contre la Verveine odorante (*Verbena triphylla* Lher.), qui est cultivée dans nos jardins, est d'un usage fréquent comme digestif et antispasmodique.

Les Labiées sont aimées du peuple qui en utilise beaucoup. Le thé de montagne est fort en honneur et, sous ce nom, on comprend les sommités fleuries d'un assez grand nombre d'espèces différentes : Epiaire redressée (*Stachys recta* L.); Epiaire d'Allemagne (*Stachys Germanica* L,); Crapaudine hérissée (*Sideritis hirsuta* L.); Crapaudine faux scordium (*S. scordioides* L.)

Au point de vue médical, les Labiées sont divisibles en deux sections suivant que les principes aromatiques ou les principes amers prédominent. Dans le premier cas, elles sont excitantes; dans le second, toniques. Les Menthes, Lavandes, Thyms, Origan, Hysope, Mélisse, Sariettes, Romarin, Basilic, etc., appartiennent à la première section. Les Sauges, Glechome, Marrube, Phlomides, Germandrées, Lamiers, etc., font partie de la seconde.

Voici maintenant l'exposé sommaire des propriétés que le peuple prête à différentes labiées.

Trois Menthes sont mises à contribution, la Menthe poivrée (*Mentha piperata* L.), la Menthe cultivée (*Mentha sativa* L.), la Menthe verte (*Mentha viridis* L.), toutes trois cultivées dans nos jardins. On les emploie en infusion comme stomachiques et cordiales ; mais on leur préfère la Mélisse et la Verveine odorante.

La Menthe poivrée sert aussi à préparer la crème de menthe, liqueur de ménage qu'on obtient en faisant infuser les feuilles de cette labiée dans l'eau-de-vie et en sucrant convenablement ; mais c'est surtout son eau distillée que le peuple emploie comme vermifuge.

A propos d'eau de menthe, qu'il me soit permis de citer une falsification curieuse. J'avais rencontré maintes fois, dans mes pérégrinations, des femmes, marchant généralement par deux, qui parcouraient nos campagnes pour y vendre de l'eau de menthe. Elles prenaient les voitures et avaient ainsi à supporter des frais assez considérables, et pourtant c'est tout au plus si chacune portait de quatre à cinq litres de marchandises vendues souvent un franc et même soixante-quinze centimes le litre. Je me demandais comment elles pouvaient gagner leur vie. Un jour je les revis et pus m'assurer que leurs bouteilles étaient véritablement inépuisables. Quand une était vide on allait à un puits isolé, on la remplissait d'eau, puis, on tirait de la poche une fiole dont on versait une mesure dans la bouteille, on agitait et la marchandise était ainsi renouvelée. J'avais trouvé l'inconnue du problème !

Deux lavandes ont leur sommités fleuries, employées comme stimulantes, antispasmodiques et toniques, la Lavande vraie (*Lavandula vera* D. C.), *la lavando*, dont la tige n'est pas branchue et qui est généralement localisée sur les hauteurs, Ventoux, Luberon, Aiguoal, etc., et la Lavande spic (*Lavandula spica* Chaix), *l'espi* plus communément répandue.

Deux thyms vivent dans la région, l'un le Thym commun (*Thymus vulgaris* L.), *la ferigoulo,* ne sert guère que comme condiment ou pour faire des fumigations. Pourtant à Villeneuve on l'emploie en infusion dans les indigestions. L'autre, le Serpolet (*Thymus serpyllum* L.), *la ferigouleto,* plus rare, est employé contre la coqueluche. A Anduze on la donne contre la bile.

L'Origan (*Origanum vulgare* L.), l'Hysope (*Hyssopus officinalis* L.) sont rarement utilisées, la première comme tonique et excitante et la seconde à titre de stimulante et de béchique. Pourtant, à Arles, on se sert de l'infusion d'hysope dans du vin contre les indigestions. La Sauge est aussi employée de la même manière et dans le même cas.

Le grand Basilic (*Ocimum basilicum* L.), *l'Embaimé* et le petit Basilic (*Ocimum minimum* L.), *lou Basili,* ornent la modeste mansarde de l'ouvrier. Je les ai vu employer parfois comme condiments, jamais comme remèdes. J'en dirai tout autant de la Sarriette de montagne (*Satureia montana* L.), *lou pebre d'ase,* et de la Sarriette des jardins (*Saturcia hortensis* L.) qui toutes deux sont spontanées dans nos collines.

C'est seulement en fumigation que je vois utiliser le Romarin officinal (*Rosmarinus officinalis* L.), *lou Roumanin.* Dans les campagnes, pour peu que le travail de l'accouchement soit lent, on fait lever la patiente et on lui place entre les jambes une marmite contenant une décoction bouillante d'espèces aromatiques (thym, romarin, spic) destinée à combattre l'inertie utérine. Cet *estubage* est aidé par des frictions sur le ventre. A Bagnols on s'en sert contre le rhumatisme.

J'ai vu ramasser souvent à Fontvieille la Phlomide laineuse (*Phlomis lychnitis* L.), *la sauvi de mountagno*, dont on se sert en infusion contre les coliques de l'homme et des animaux domestiques.

Souvent on se sert pour panser les plaies des feuilles de l'Épiaire laineuse (*Stachys lanata* Jacq.), cultivée dans les jardins.

La Germandrée petit chêne (*Teucrium chamedrys* L.), *lou pichot chaine*, jouit d'une très grande réputation comme amère, stimulante, digestive et purgative On la prend en infusion le matin à jeun. Parfois on lui substitue, probablement par erreur de détermination, la Véronique petit chêne (*Veronica chamœdrys* L.), *la calamendriho*, à Bagnols.

Le peuple qui n'a pas lu l'École de Salernes et qui ne connaît pas le « *Cur moriatur homo, cui Salvia crescit in horto ?* » tient pourtant la Sauge officinale (*Salvia officinalis* L.) en grande estime. C'est l'amer dont il se sert quotidiennement soit en infusion, soit sous forme *d'aigo boulido* que l'on prépare avec de l'eau, une gousse d'ail et un bouquet de sauge. On obtient par l'addition de pain, de sel et d'huile, un potage ne payant pas de mine, mais d'une digestibilité très facile et qui joue un grand rôle dans le régime des convalescents. A Anduze, sa décoction sert à tuer les puces et les punaises.

La Sauge sclarée (*Salvia sclarea* L.), *la chartrouso* aux Angles, est plus rare ; on l'emploie contre les indigestions.

Quant à la Sauge des prés (*Salvia pratensis* L.), *prou d'hou* à Bagnols, bien que fort commune, a des usages restreints ; on se sert de ses feuilles pour panser les plaies.

La Mélisse officinale (*Melissa officinalis* L.), *la citrounello,* est cultivée dans nos jardins. On l'emploie souvent en infusion comme stomachique, carminative et antipasmodique. Elle entre dans la préparation de l'eau de mélisse des Carmes dont on fait un véritable abus au point que l'alcoolisme produit chez la femme par cet alcoolat n'est pas rare.

Comme emménagogue, le peuple vante beaucoup le Marrube blanc (*Marrubium vugare* L.), *lou bon rible,* et non sans raison. A Bagnols, on l'emploie contre la jaunisse. A un moment, on le cueillait beaucoup, il rentrait, paraît-il, dans certains amers connus sous le nom de *Byr.*

Le Lierre terrestre (*Glechoma hederacea* L.) est utilisé parfois contre les affections catarrhales des bronches. A Arles, pour panser les abcès chauds, on fait bouillir dans de l'eau pendant cinq heures, cette labiée avec des pensées sauvages, de l'*ortie blanche ?* des bourgeons d'aubépine, des reines de prés, de la mauve et du sureau. On lave les plaies avec cette décoction et on applique dessus un cataplasme fait avec les plantes bouillies. J'ai vu employer dans le même cas et dans la même ville des cataplasmes formés par de la boue prise au Rhône.

Pour combattre la leucorrhée, on emploie, dit-on, le Lamier blanc ou Ortie blanche (*Lamium album* L.). On doit certainement confondre avec quelques espèces voisines, car l'ortie blanche n'est pas spontanée dans la région.

A la suite des Labiées, je placerai les Plantaginées dont la position dans la classification naturelle est encore mal déterminée. On a mis cette famille à côté des Primulacées et des Plombaginées ; mais dans celles-ci les étamines sont opposées aux pétales. Il me semble plus logique, en se laissant guider par le diaphragme de la fleur, de les ranger près des Labiatiflores.

Les Plantaginées représentées dans la région par le seul genre plantain ne sont que peu employées. Les feuilles du Plantain lancéolé (*Plantago lanceolata* L.), celles du Plantain à grandes feuilles (*P. major* L.), *l'erbo de cinq costo*, servent à panser les plaies et les ulcères. Leur décoction est utilisée contre les ophtalmies. Les graines du Plantain pucier (*P. psyllium* L.), *li grano de nièro*, très mucilagineuses, pourraient être employées comme émollientes et adoucissantes ; on les ramasse pour les livrer à l'iudustrie où elles servent à l'apprêt des mousselines.

A Arles, contre la morsure des serpents on prône fort les frictions avec les feuilles des diverses espèces de plantain. Le remède est radical et cela se conçoit si on songe qu'il n'y a là que des couleuvres inoffensives.

PERSONALES. — Trois familles indigènes : Scrofulariées, Orobanchées, Acanthacées, sans grand emploi. Je ne connais guère que les fleurs du Bouillon blanc (*Verbascum thapsus* L.) que l'on utilise parfois comme pectorales.

POLÉMONIALES. — Trois familles indigènes : Borraginées, Convolvulacés, Solanées.

Borraginées. — Famille qui a beaucoup perdu de son prestige et dont les usages aujourd'hui sont bien restreints. Le vulgaire emploie encore contre le rhume la tisane de bourrache, mais par ce nom il entend, non seulement la Bourrache officinale (*Borrago officinalis* L.), mais encore et surtout la Buylosse d'Italie (*Anchusa Italica* Retz) et aussi les Vipérines (*Echium vulgare* L. et *E. Italicum* L.).

Le Gremil officinal (*Lithospermum officinale* L.), *l'erbo di perlo* est employé contre les diverses affections de la vessie et l'infusion des fleurs de l'Héliotrope d'Europe (*Heliotropium europæum* L.), *l'erbo di toro*, guérit les vers. Deux souvenirs de la doctrine des signatures. J'ai connu, à Avignon, une dame qui était persuadée s'être guérie d'une dysenterie ancienne par des infusions du Gremil des champs (*Lithospermum arvense* L.). Enfin j'ai vu employer, à Montpellier et ailleurs, le Gremil ligneux (*L. fruticosum* L.) contre les hémoptysies. La Consoude officinale (*Symphytum officinale* L.) est parfois usitée contre la même affection et aussi dans les diarrhées.

Convolvulacées. — Je ne connais qu'une indication. Dans la région du Ventoux, pour guérir les morsures produites par un chien enragé, on fait rougir la clef qui ferme la chapelle de Saint-Denis dans l'église des Baux, hameau dépendant de Bedoin, et on l'applique sur la plaie. On fait ensuite manger au patient une omelette contenant du Liseron des champs (*Convolvulus arvensis* L.), *la Courriasso*. A Meyrargues, on emploie dans le même cas la seconde écorce de la racine de l'églantier.

Solanées. — Les tiges de la Morelle douce-amère (*Solanum dulcamara* L.) sont d'un usage fréquent, en décoction, comme dépuratives. La Morelle noire (*S. nigrum* L.) sert à préparer des injections calmantes usitées dans les métrites. La Pomme de terre (*S. tuberosum* L.) rapée sert à panser les brûlures, cuite elle fait la base de cataplasmes émollients. On la mêle souvent à de l'avoine (Arles).

Avec le Tabac (*Nicotiana tabacum* L.) on prépare des lavements vermifuges qui ne sont pas exempts de danger; le tabac à priser sert à traiter les coupures.

A Pont-de-Montvert, lorsqu'une vache est atteinte de météorisation, on lui fait prendre un litre d'infusion de thé dans laquelle on a mis de 15 à 20 grammes de tabac à priser.

Les vieux bouts de cigares sont bouillis avec de l'eau et la décoction obtenue est employée par les bergers de la Crau d'Arles pour guérir la gale des moutons. On mâche du tabac pour calmer le mal aux dents.

J'ai vu, à Arles, couper une Tomate (*Lycopersicum esculentum*) en deux et appliquer chaque fragment sur les yeux atteints d'inflammation. J'ai vu aussi des asthmatiques pauvres aller, dans les environs de Lansac, ramasser des feuilles de Datura stramoine (*Datura stramonium* L.), puis les faire sécher, les hacher et en fumer une pipe pour se garantir de leur affection.

On m'a aussi raconté l'usage singulier que les maquignons font des jusquiames. La veille d'une foire ou d'un marché, ils donnent aux bêtes de peu de prix qu'ils veulent vendre une certaine quantité de graines de jusquiames mêlées à du son. Ce qui, paraît-il, donne à l'animal un certain embonpoint et une vivacité factice de nature à tromper l'acheteur. Souvent même ils vont jusqu'à introduire dans l'anus de la bête un gros fragment de racine de ces plantes ; ceci pour lui faire relever la queue et lui donner l'apparence de la jeunesse. Inutile d'ajouter que le lendemain, l'excitation finie, le cheval est plus rosse que jamais.

Dans le peuple, on emploie les graines de jusquiames pour calmer le mal aux dents ou même les névralgies. Pour cela on projette les graines sur une pelle rougie et on aspire la vapeur produite. Les prétendus *vers* qu'on voit dans la salive rejetée sur les charbons ne sont autre chose que l'embryon de la graine roulée en spirale. Le vulgaire croit que des *vers* rongent les dents et sont expulsés par les fumées narcotiques.

GENTIANALES.— Quatre familles indigènes : Oléacées, Apocynées, Asclépiadées, Gentianées.

Parmi les Oléacées deux genres seulement sont à citer : les Frênes et l'Olivier. Les feuilles du Frêne élevé (*Fraxinus excelsior* L.) et celles du Frêne oxyphylle (*F. oxyphylla* Bieb.) sont souvent employées en infusion contre le rhumatisme et la goutte. Enfin, dans la région d'Arles, j'ai vu parfois les feuilles de l'Olivier (*Olea europæa* L.) utilisées contre les fièvres.

A Villeneuve, on ramasse les fleurs de l'olivier, et on s'en sert en infusion contre la diarrhée.

L'huile d'olive mêlée à du vin et à du lard, puis réduite de moitié par l'ébullition et bue chaude, est le remède usuel du point de côté.

Les Apocynées sont également représentées par deux genres: les Pervenches (*Vinca major* L. et *V. minor* L.), dont les feuilles passent pour antilaiteuses, et le Laurier-rose (*Nerium oleander* L.). Les feuilles de cet arbre séchées au soleil, puis réduites en poudre en les *frisant* dans la pomme de la main, constituent un sternutatoire dans la région d'Arles.

J'ai vu employer, à Fontvieille, la racine du Dompte-venin officinal (*Vincetoxicum officinale* Mœnch), que l'on allait récolter au trou du renard, contre les hydropisies. C'est la seule Asclépiadée dont je connaisse l'emploi.

Les Gentianées utilisées se bornent à deux genres : les Gentianes dont la racine des différentes espèces est, dans les pays de montagne où elles poussent, donnée en macération comme tonique, et les Petites Centaurées (*Erythræa* diverses), *l'erbo di fèbre*, fort estimées contre les fièvres paludéennes, les sommités fleuries étant mises tremper dans du vin que l'on boit le matin à jeun.

HÉTÉROMÈRES. — Trois classes :

Ebénales. Trois familles : Styracées, Ebénacées, Sapotées. Non utilisées.

Primulales avec deux familles indigènes : Primulacées et Plombaginées. J'ai vu employer, dans les environs d'Aix, le Coris de Montpellier (*Coris Monspeliensis* L.), *lou té rouge di couelo*, en infusion théiforme contre les indigestions. Autrefois la décoction de la Dentelaire d'Europe (*Plumbago europæa* L.), *l'erbo di rascas*, était vantée contre les diverses maladies de la peau.

Ericales. — Deux familles : Éricacées et Vacciniées. Sans emploi.

INFERES. — Trois classes :

Campanales. Une seule famille, les Campanulacées. Non employées.

Astérales. — Trois familles : Composées, Dipsacées, Valérianées.

Les Composées, relativement à leur nombre, n'offrent que peu d'espèces usitées. Certaines sont considérées comme toniques : Camomille commune (*Chamomilla nobilis* Godron) ; Chicorée sauvage (*Cichorium intybus* L.), *lou Cicori* ; Pissenlit officinal (*Taraxacum officinale* Vill.) ; Solidage glabre (*Solidago glabra*) ;

Passent pour dépuratives : les différentes Bardanes (*Lappa major* D. C. ; *L. minor* D. C.) ;

Seraient vermifuges : Tanaisie vulgaire (*Tanacetum vulgare* L.), Santoline cyprès (*Santolina chamiœcyparissus* L.) ; Armoise absinthe (*Arthemisia absinthium* L.), *l'encens* ;

Comme pectorales : Tussilage pas d'âne (*Tussilago farfara* L.), *Erbo de la pato* ; Leuzée conifère (*Leuzea conifera* D. C.), *lengo de cat* ; Laitue cultivée (*Lactuca sativa* L.), *la lachugo* ;

Comme fébrifuges : Centaurée chausse-trape (*Centaurea calcitrapa* L.), *Caouco-tripo,* dont on emploie le suc qui est très amer ; Centaurée jacée (*Centaurea facea* L.), *lou macomiou* ; Centaurée du solstice (*Centaurea solstitialis* L.), *l'Auriolo.*

Comme antidysentériques : Epervière piloselle (*Hieracium pilosella* L.), *Peludello*, qui est très vantée ; Pulicaire dysentérique (*Pulicaria dysenterica* Gærtn.), *Erbo de Sant Ro ;*

Scolyme d'Espagne (*Scolymus hispanicus* L.), *Cardoun*; Cotonnière de Germanie (*Filago germanica* L.), dans la région du Ventoux.

Sont considérées comme résolutives: Souci des champs (*Calendula arvensis* L.); Achillée millefeuille (*Achillea millefolium* L.); Arnica de montagne (*Arnica montana* L.) et sous le nom général d'arnica le vulgaire emploie les fleurs de différentes composées telles que Inules, Doronidges, Aronies, etc; Lampsane commune (*Lampsana communis* L.), *l'erbo di tetet;* Cirse des champs (*Cirsum arvense* Scopoli), *la Caussido.* J'ai vu employer les fleurs de cette plante pour panser les ulcères variqueux (Meyrargues).

Passent pour emménagogues les différentes espèces de Séneçon, l'Armoise absinthe et surtout l'Armoise commune (*Artemisia vulgaris* L.), *l'Arquemiso,* qui jouit d'une très grande réputation comme le prouve le dicton arlésien: *Si li fume counissien li vertu de l'Arquemiso, n'en pourtarien dins la camiso.* L'armoise est aussi vantée pour calmer les maladies des nerfs (hystérie), d'où le nom *d'erbo de la maire.*

A Arles, la Gnaphale Pied de lion ou Edelweiss (*Gnaphalium leontopodium* Scop.) jouit d'une grande réputation comme dépurative. On la fait macérer dans du vin blanc et on en prend un verre à bordeaux tous les matins.

L'Eupatoire à feuilles de chanvre (*Eupatorium cannabinum* L.) est employée, à Bagnols, contre les hydropisies.

La Vergerette du Canada (*Erigeron Canadensis* L.), *lou Canebe bastard,* est usité çà et là contre les douleurs rhumatismales

J'ai vu dans la région de Nice une Ambrosiacée, la Lampourde épineuse (*Xanthium spinosum* L.), *l'Arrapa-pèu,* préconisée comme une panacée contre la rage. Mon excellent maître en mycologie, M. Barla, croyait aux propriétés de cette plante, il avait même écrit une brochure sur ce sujet.

A Villeneuve on prône la décoction de racines de Scabieuse maritime (*Scabiosa maritima* L.) prise intérieurement contre les furoncles, d'où le nom *d'erbo dòu boutoun* porté par cette plante.

Les racines des différentes valérianes sont employées mais bien rarement en infusion contre les maladies nerveuses.

RUBIALES. — Deux familles : Rubiacées et Caprifoliacées

Rubiacées. — Les espèces indigènes sont actuellement inusitées dans la thérapeutique populaire.

Caprifoliacées. — Sont surtout représentées par le Sureau noir. (*Sambucus nigra* L.), *lou Sambu*, dont les fleurs sont usitées en infusion comme sudorifiques et résolutives. Le vulgaire emploie volontiers les fomentations chaudes de sureau contre l'érysipèle de la face.

Porter sur soi une branche de sureau dont la moelle est remplacée par un papier sur lequel on inscrit son nom et le jour de sa naissance guérit des fièvres (Avignon).

Dans la Lozère, le sureau est un végétal maudit et on a contre lui les mêmes préventions que nous verrons exister à l'égard du figuier dans la vallée du Rhône et probablement pour la même raison.

A Courthézon, on prône contre les fièvres la deuxième écorce de sureau prise en infusion le matin à jeun.

Les Polypétales forment trois séries : Calyciflores, Disciflores, Thalamiflores.

CALYCIFLORES. — Cinq classes : Umbellales, Ficoïdales, Passiflorales, Myrtales, Rosales.

Umbellales. — Trois familles : Cornacées, Araliacées, Ombellifères.

Cornacées. — Pas d'espèces utilisées dans la thérapeutique de nos campagnes.

Araliacées. — Sont représentées par le Lierre grimpant (*Hedera helix* L.), *Eurre* ou *Eune*, dont les feuilles servaient à panser les cautères; trempées dans le vinaigre, elles sont usitées contre les brûlures (Villeneuve).

Ombellifères. — Fournissent peu de ressources à la médecine populaire. Le jus ou la décoction de la Carotte commune (*Daucus carota* L.) est usitée contre la jaunisse; c'est une réminiscence de la doctrine des signatures, mais sa faveur est moins grande que l'infusion de poux.

L'infusion de racine de Fenouil (*Fœniculum officinale* All. est en grande estime pour calmer *le sang* après les émotions vives.

Contre le météorisme des ongulés polygastriques, on emploie, à Arles, une infusion d'anis et de tabac. Les graines de l'anis servent quelquefois comme carminatives, mais on lui préfère l'anis étoilé; à Arles, on les emploie contre les coliques en général.

Une décoction de Céleri (*Apium graveolens* L.) sert, à Arles, à calmer le prurit causé par les engelures.

Du Persil cultivé (*Petroselinum sativum* Hoffm.), *lou juvert*, haché menu, est un remède très employé contre les coups et le mal au rein. Le jus de la même plante est, à Arles, fort en honneur contre les taches de rousseur.

J'ai vu, à Marseille, cueillir la Crithme maritime (*Crithmum maritimum* L.) que l'on confisait dans du vinaigre et que l'on mangeait en guise de cornichon. Elle passait pour diurétique.

Ficoïdales. — Deux familles : Ficoïdées et Cactées. Non utilisées.

Passiflorales. — Une seule famille importante, les Cucurbitacées, dont peu d'espèces sont employées dans la médecine populaire. Aussi c'est à peine si on peut citer les graines des Courges (*Cucurbita pepo* D. C. et *C. maxima* D. C.) usitées comme ténifuges, et leur chair, cuite et préparée sous forme de cataplasmes, comme émolliente.

A Pompignan, on vante pourtant les fruits de l'Ecballie élastique (*Ecballium elaterium* Rich.) qui sont utilisés en cataplasmes contre les contusions.

Myrtales. — Trois familles indigènes : Myrtacées, Lythrariées, Onograriées.

Les Myrtacées n'ont qu'un seul représentant, le Myrte commun (*Myrtus communis* L.), arbrisseau peu répandu, et que j'ai vu employer en fumigation, à la Treille, près de Marseille, contre les rhumatismes.

Une Lythrariée, la Salicaire commune (*Lythrum salicaria* L.) est usitée contre la diarrhée de l'homme et des animaux domestiques.

L'écorce de la Grenade (*Punica granatum* L.) est souvent employée en gargarisme ; celle de la racine l'est moins, pourtant, à Arles, on la mâche quand on veut expulser le ver solitaire.

Quant aux Onograriées, comprenant les Epilobes et les Onagres, je ne les ai jamais vu employer.

Rosales. — Quatre familles indigènes : Légumineuses, Rosacées, Saxifragées, Crassulacées.

Les Légumineuses sont peu mises à contribution par la médecine populaire. Citons :

Le Mélilot blanc (*Melilotus alba* Lam.) utilisé en infusion contre les diverses affections des yeux.

Le Spartium à branches de jonc, improprement nommé Genet d'Espagne (*Spartium junceum* L.), *la petarello*, dont les fleurs passent pour diurétiques et purgatives.

La Réglisse glabre (*Glycyrrhiza glabra* L), *lou recalisse de bos*, dont la racine est employée en nature pour édulcorer les tisanes, et l'extrait desséché, *lou recalisse negre*, comme béchique. Souvent, dans nos campagnes, on mélange de la poudre de Réglisse à du miel, et on donne cet électuaire aux chevaux enrhumés.

Comme diurétique, on emploie, à Bagnols, la Bugrane épineuse (*Ononis spinosa* L.), *l'arresto-biou*.

Le Trèfle des prés (*Trifolium pratense* L.), *lou trignoulet*, est parfois utilisé en fumigation contre la surdité ; mais généralement on lui préfère le foin des prairies naturelles qui est un mélange de papilionacées, de composées, de graminées, etc.

J'ai vu manger en beignets, dans la région de Marseille, les grappes du Robinier faux-acacia (*Robinia pseudo acacia* L.). C'est le seul usage que je connaisse de cette papilionacée.

Les sommités fleuries du Psoralier bitumineux (*Psoralea bituminosa* L.), *Cabreireto, engraisso moutoun, erbo de la cigalo, erbo de la treflo, erbo dòu quitran*, etc. sont utilisées en infusion comme vermifuges.

Un emploi curieux est celui du Pois chiche (*Cicer arietinum* L.), *lou cese*. Pour faire disparaître les verrues on jette dans un puits une poignée de pois chiches qu'on n'a pas comptés et on prend la fuite, car on ne doit pas les entendre tomber, si on veut être guéri.

Autre formule. Mettre dans un papier autant de pois chiches qu'on a de verrues, le plier et laisser tomber ce paquet sur un chemin ; la personne qui les ramassera aura les verrues (Arles). Dans la Drôme, on remplace les pois par des cailloux. Passons.

Le café préparé avec des pois chiches guérit la diarrhée.

Rosacées. Beaucoup d'espèces sont en honneur.

La queue de cerise, qui est le pédoncule du fruit des différentes espèces de *Cerasus* cultivées, jouit d'une très grande réputation comme diurétique.

La tisane de prunes est un remède banal contre la constipation. On mange aussi, dans le même but, les prunes bouillies, sucrées et aromatisées avec du rhum.

La coquille des amandes dures est le premier pectoral populaire.

Les fleurs du pêcher commun (*Persica vulgaris* D. C.) employées en infusion ou en sirop constituent un purgatif très usité dans la première enfance. Par sa seule présence, le pêcher guérit les fièvres. A Marseille, après avoir attendu assez longtemps pour que la fièvre puisse être *coupée sans danger*, le malade doit s'endormir à l'ombre d'un pêcher, le dos appuyé au tronc de l'arbre : deux ou trois heures suffisent. Le malade se réveille guéri de sa fièvre, mais le pêcher commence à jaunir, perd ses feuilles et finit bientôt par mourir !

D'ailleurs le pêcher est l'arbre maudit des sorciers ; ceux-ci, paraît-il, ne peuvent guérir leurs malades qu'à la condition de porter leur malédiction sur un pêcher.

Le suc des fraises (*Fragaria vesca* L.) est très employé à Arles contre les taches de rousseur.

On croit assez généralement dans le peuple que l'usage alimentaire des fraises prédispose aux vers.

A Barjac, dans le Gard, un empirique préconise contre l'ictère le traitement qui suit : Porter suspendu au cou, pendant neuf jours, un sachet de toile renfermant des feuilles de fraisier ; réciter matin et soir cinq *Pater* et cinq *Ave*. La neuvaine finie, prendre les feuilles de fraisier du sachet, en faire une infusion qui servira à lotionner les parties du corps plus particulièrement atteintes de jaunisse.

Les feuilles des différentes ronces (genre *Rubus*) bouillies dans du vin sucré sont un remède populaire contre les aphtes des jeunes enfants et contre le muguet, *lou mau blanc*.

Nos rosiers cultivés sont souvent mis à contribution. Leurs fleurs, bouillies dans du vin, forment un cataplasme très employé contre les contusions et les foulures. En décoction, elles servent à combattre la leucorrhée. Les bédéguars, sortes de galles qui se produisent sur l'églantier, sont usités de la même manière et contre la même affection.

La pulpe de l'Eglantier (*Rosa canina* L.), *lou gratou-quiéu*, pilée avec du sucre, est utilisée contre les diarrhées. A Meyrargues, une omelette renfermant de la seconde écorce de cette rosacée préserve de la rage.

L'Aigremoine eupatoire (*Agrimonia eupatoria* L.), *l'Angrimoino*, est employée en décoction contre les angines et maux de gorge.

A Caderousse, on estime que le fruit de l'Aubépine commune (*Cratægus oxyacantha* L.), mangé par les enfants leur donne des poux, d'où le nom de *pesoulié* que porte l'arbuste.

Le coing, fruit du Cognassier commun (*Cydonia vulgaris* Pers.), est astringent. Ses semences mucilagineuses sont souvent employées contre les diverses inflammations des yeux. Ses bourgeons floraux sont usités dans la diarrhée infantile.

Les sorbes, fruit du Sorbier domestique (*Sorbus domestica* L.), constituent un remède usuel contre la diarrhée.

Une pomme reinette coupée en quatre sert souvent à aromatiser les tisanes.

Pour faire tomber les verrues, prendre une pomme *Vauriasso* (Villeneuve), une pomme *Cabus* (Lozère), les couper au milieu; frotter les deux moitiés avec du sel fin, les passer souvent sur les verrues et quand il ne reste que la peau de la pomme, l'enfouir dans la terre. Alors les verrues tombent.

Saxifragées. — J'ai vu cueillir à Avignon les feuilles charnues de certaines espèces de Saxifrages cultivées, que l'on faisait servir au pansement de différents ulcères.

Crassulacées. — Emploi singulièrement restreint. Applications de feuilles de Joubarbe des toits (*Sempervivum tectorum* L.) sur les plaies contuses et de l'Ombilic à feuilles pendantes (*Umbilicus pendilinus* D.C.) sur les cors au pied (Bagnols). Dans certains lieux, cette dernière plante serait utilisée en infusion contre l'épilepsie.

DISCIFLORES. — Quatre classes : Sapindales, Célastrales, Olacales, Géraniales.

SAPINDALES. — Deux familles : Sapindacées et Anacardiacées.

Les Sapindacées ne nous intéressent que par le Marronnier d'Inde (*Æsculus hippocastanum* L.). Porter dans la poche de la veste un fruit de cet arbre préserve des hémorrhoïdes ; manger une eau bouillie dans laquelle on a remplacé le fromage par la rapure d'un marron d'Inde guérit les fièvres.

Je ne connais qu'un emploi de plantes appartenant aux Anacardiacées. J'ai vu les galles du Pistachier térébinthe (*Pistacia terebinthus* L.), *lou petelin*, utilisées en décoction contre la leucorrhée.

CÉLASTRALES. — Trois familles : Célastrinées, Rhamnées, Ampélidées.

La première de ces familles ne renferme, comme plantes françaises, que les fusains. Le charbon du Fusain d'Europe

4

(*Evenymus Europæus* L.) est employé comme dentifrice à Annonay. A Arles, on se sert, dans le même but, de la cendre de cigare.

Avec les Rhamnées nous trouvons la jujube et le fruit du paliure. Les premières sont pectorales, mais assez peu employées. Quant au fruit du paliure, je l'ai vu vendre dans les rues d'Avignon comme diurétique.

Les Ampélidées représentées surtout par notre vigne (*Vitis vinifera* L.) offrent à notre étude le fruit ou raisin, le vin, la sève et les cendres. Le peuple utilise les raisins secs (surtout ceux de Malaga) en décoction comme pectoraux. Le vin, lui, sert d'excipient pour faire avaler les substances les plus diverses. La cendre de sarment est une panacée pour panser les plaies. La lessive, obtenue en la faisant bouillir avec de l'eau, sert à faire *avorter* les panaris. Quant à la sève, que l'on recueille avec soin, elle est employée en lotion contre divers états inflammatoires, notamment celui des yeux. Dans la Lozère, pour préserver les jeunes chiens de la maladie, on leur fait boire de la sève de vigne.

OLACALES. — Une seule famille indigène avec un seul représentant, le Houx commun (*Ilex aquifolium* L.) dont l'écorce sert à préparer la glue. Les feuilles sont, mais rarement, employées en infusion contre les fièvres.

GÉRANIALES. — Sept familles ; deux intéressantes : Linées, Rutacées.

Le Lin commun (*Linum usitatissimum* L.) donne à la matière médicale populaire ses graines et leur farine, fort employées comme émollients, soit en décoction, macération ou cataplasmes. Les graines servent aussi de masticatoire, et je connais une femme qui en mâche par jour au moins 200 grammes. L'usage de la graine de lin est devenu pour elle un véritable besoin.

Avec les Rutacées, nous trouvons les différentes espèces de rues, l'oranger et le citronnier.

La Rue à feuilles étroites (*Ruta angustifolia*, (Pers.), *al rudo*, la seule, espèce communément répandue dans notre région, passe pour abortive. C'est là une réputation usurpée. A Meyrargues, on la porte dans les chaussures, afin de calmer les coliques menstruelles. Le plus souvent, c'est comme vermifuge qu'on l'emploie. On fait macérer la plante dans l'huile et on a l'*òli de rudo* dont on se sert en frictions sur le ventre des enfants. Cette pratique n'est pas exempte de danger, car ces frictions, sur une peau fine, développent de la rougeur, des vésicules et souvent de la fièvre. Le même reproche s'adresse à l'emploi des gousses d'ail.

L'infusion de feuilles d'Oranger (*Citrus vulgaris* Risso.) constitue une panacée que l'on emploie sans discernement. Toutefois son usage est moins répandu que celui du tilleul.

Dans le peuple, l'eau de fleurs d'oranger est d'obligation après un accouchement. On aromatise tout ce qu'on donne à la mère et à l'enfant avec cette eau distillée.

Un suc de citron (*Citrus limonium* Risso.) dans du café bu le matin à jeun, est un remède banal dans l'embarras gastrique. Le suc employé seul est utilisé contre les angines

THALAMIFLORES. — Six classes : Malvales, Guttiférales, Caryophyllinées, Polygalinées, Pariétales, Ranales.

MALVALES. — Trois familles, deux indigènes : Malvacées, Tiliacées.

Les feuilles et les fleurs de nos différentes espèces de Mauves et de la Guimauve officinale (*Athea officinalis* L.), *la Maulo blanco*, sont très usitées en cataplasmes, décoctions, etc., contre les diverses inflammations.

La racine de Guimauve est souvent donnée comme hochet

de dentition. Quant à l'infusion de tilleul, c'est une véritable panacée, on l'emploie contre les affections les plus variées.

GUTTIFÉRALES.— Quatre familles ; une seule indigène, celle des Hypéricinées, représentée dans la matière médicale populaire par le Millepertuis perforé (*Hypericum perforatum* L.), *Trescalen, erbo de Sant Jan, erbo de l'òli rouge*, qui est très enhonneur dans nos campagnes. On fait macérer les sommités fleuries de cette plante dans de l'huile d'olive et on obtient ainsi l'huile rouge, l'*òli rouge*, qui sert pour traiter les coupures et les maux d'oreilles, etc.

CARYOPHYLLINÉES. — Deux familles : Caryophyllées, Portulacées. Sans emploi, si ce n'est la Saponaire officinale (*Saponaria officinalis*, L.) dont la racine et la tige servent à préparer des tisanes dépuratives.

POLYGALINÉES. — Trois familles ; une seule, celle des Polygalées, est représentée dans la région et le vulgaire ne lui fait aucun emprunt.

PARIÉTALES. — Huit familles ; trois intéressantes : Papavéracées, Crucifères, Violariées.

Les Papavéracées nous offrent trois types à étudier : les fleurs du Coquelicot (*Papaver rhœas* L.), employées comme pectorales, mais supplantées partout par la bourrache et surtout par les coquilles d'amandes dures.

Au contraire, on fait encore un emploi très fréquent de la capsule du Pavot (*Papaver somniferum* L.). Les nourrices, pour s'assurer une certaine tranquillité la nuit et même le jour, font boire aux enfants à elles confiés, une infusion de pavot, moyen qui n'est pas sans danger, car l'enfant est particulièrement sensible aux opiacées et l'intoxication arrive vite.

Le suc de la Grande Chélidoine (*Chelidonium majus* L.) sert à faire passer les verrues.

Je n'ai jamais vu employer les Fumeterres.

Avec les Crucifères, nous trouvons également peu de plantes utilisées dans la matière médicale populaire. Les feuilles fraîches du Chou-fleur (*Brassica oleraceu botrytis* L.) sont employées à Meyrargues sur les jambes atteintes de douleurs, surtout s'il y a rétraction musculaire.

A Arles, on se servirait des feuilles de la Lunaire annuelle (*Lunaria annua* L.), cultivée dans les jardins, pour panser les coupures.

La Rose de Jéricho (*Anatastica hierochuntica* L.) est encore fort en honneur à Marseille. Au moment de l'accouchement, on la place dans un verre d'eau, et dès qu'elle s'ouvrira l'accouchement sera terminé !

Violariées.— Les fleurs de la Violette odorante (*Viola odorata* L.) sont très estimées comme sudorifiques et celle de la Pensée (*Viola tricolor* L.) constituent un dépuratif populaire contre les gourmes des enfants.

RANALES.— Huit familles, dont deux seulement nous arrêteront : Renonculacées, Nymphéacées.

Les Renonculacées sont en faible estime dans le peuple qui se méfie, non sans raison, de leurs propriétés irritantes et actives. Autrefois l'Hépatique à trois lobes (*Hepatica triloba* Chaix), *l'erbo dòu fege*, était donnée en infusion contre les maladies du foie en vertu de la doctrine des signatures.

L'Hellebore fétide (*Helleborus fœtidus* L.), *lou ped de grifoun*, réduite en poudre et macérée dans du pétrole sert à frotter les jambes des chevaux et à produire une sorte de rubéfaction qui remplace l'application *du feu*.

La Pivoine officinale (*Pæonia officinalis* Retz) écartait les convulsions, guérissait les plaies les plus dangereuses, les morsures de serpents, éloignait les mauvais esprits, etc., mais, pour en ressentir les bons effets, il fallait la cueillir la nuit et porter la racine ou les graines en amulette. Aujourd'hui, elle est tombée dans l'oubli le plus profond et on ne la cultive que comme plante d'ornement.

Il en est de même du Nénuphar blanc (*Nymphæa alba* L.), *Viet malaut* et du Nénuphar jaune (*Nuphar luteum* Sm.), *Viet malaut jaune*, ces deux représentants des Nymphéacées qui ont joui autrefois dans le peuple de la réputation d'analgésique, ce que le nom significatif de *Viet malaut* a perpétué. Dieu fasse que la dépopulation n'ait jamais d'autres causes !

Apétales. — Forment huit séries : Tricoccées, Achlamydosporées, Daphnoïdées, Multiovulées, Centrospermées, Urticinées, Amentacées, Pipérinées.

TRICOCCÉES. — Une seule famille, Euphorbiacées, avec trois genres intéressants pour notre sujet, les Euphorbes, les Mercuriales et le Buis.

Les Euphorbes, reconnaissables à leur latex abondant et de couleur blanche, sont encore quelquefois employées par le vulgaire. Ainsi à Mondragon, contre le mal aux dents, on se frotte la joue ou le derrière de l'oreille avec du latex de l'Euphorbe des vallons (*Euphorbia characias* L.), *la Jusclo*, ce qui amène une certaine rubéfaction et peut soulager.

Il m'a été donné, alors que j'exerçais la médecine dans le huitième canton de Marseille, d'étudier un singulier emploi de cette euphorbe. Un jour, étant dans un hameau, je profitai de mon passage pour visiter l'école des garçons en ma double qualité de délégué cantonal et de médecin inspecteur. Les élèves n'étaient pas au complet. J'en demandai la raison à l'instituteur, qui invoqua le cas de maladie. On me conduisit chez le malade le plus rapproché de l'école. Je trouvai là des parents assez inquiets et l'on me montra un bambin d'une dizaine d'années, avec une fièvre considérable et une tuméfaction énorme du gland. Une pareille inflammation chez un enfant de cet âge ne laissait pas que de me surprendre fort. Je donnai aux parents les conseils qu'exigait la situation, me réservant de rechercher la cause de cette maladie.

Je ne mis pas longtemps à rechercher l'inconnu du problème, car en sortant je fus appelé chez un autre enfant, puis chez un troisième. J'en vis quatorze qui offraient les mêmes symptômes. Je les fis causer et bientôt j'appris que les grands leur avaient conseillé de se frotter le gland avec du jus de *la Jusclo* (euphorbe des vallons), leur assurant que par ce moyen ils auraient un membre viril de grosse taille. Où diable l'amour de l'esthétique va-t-il se nicher! Je dois ajouter que des émollients suffirent pour faire rentrer tout dans l'ordre, et quelques jours après ces malheureux crédules purent réintégrer l'école. J'ai observé des faits identiques dans les environs d'Arles et à Rochefort dans le Gard.

A Bagnols, on emploie l'infusion de l'Euphorbe petit cyprès (*Euphorbia cyparissus* L.) contre les fièvres. C'est un remède très dangereux.

Les Euphorbes constituent un moyen souvent employé pour empoisonner les petits cours d'eau. On se sert surtout de l'Euphorbe des vallons qu'on place dans les gours ou dans les flaques d'eau. Au bout de quelques heures de contact, on voit les poissons gagner la surface; couchés sur le dos, ils sont comme engourdis, de sorte qu'on peut les prendre avec la main.

Dans la région du Ventoux, on fait de la glu avec l'Euphorbe des vallons, en mêlant le latex de cette plante avec de l'huile et faisant évaporer le tout en consistance d'extrait sur un feu doux.

On m'a assuré que, quand on se sert des tiges de ce végétal pour chauffer le four, le pain qu'on y cuit devient purgatif.

En maints endroits, la Mercuriale annuelle (*Mercurialis annua* L.), *Mourtuiaou*, *Cagareleto*, *Fouirolo*, etc., sert à préparer des lavements purgatifs. La Mercuriale vivace (*Mercurialis perennis* L.), *Cagarelo*, *Fouirouso*, est plus rare; elle aussi plus active et demande à être employée avec circonspection.

Le Buis (*Buxus sempervirens* L.), *Bouis*, est encore mis à contribution. Ses feuilles, à la dose d'une dizaine de grammes, servent en infusion comme purgatives. On les emploie aussi contre les fièvres ; mais leur principal usage consiste en fumigations contre les rhumatismes. Ce serait un moyen assez utile.

On cultive assez souvent le Ricin (*Ricinus communis* L.), *Cacapuço*, *Palma-cristi*, *Henri cinq*, etc., comme plante ornementale. Jadis on se servait de ses graines en nature comme purgatif; aujourd'hui, l'huile seule est employée. C'est un progrès.

ACHLAMYDOSPORÉES. — Deux familles : Loranthacées, représentée par le Gui, et Santalacées, avec les deux genres Osyris et Thésion.

Le Gui à fruits blancs (*Viscum album* L.) qui, au point de vue mystique, a joué un si grand rôle dans la religion des Druides, est presque inusité aujourd'hui. On employait autrefois ses feuilles contre l'épilepsie et leur infusion est encore vantée dans la Lozère contre l'avortement des vaches.

DAPHNOIDÉES. — Trois familles : Laurinées, Protéacées (exotiques), Thyméléacées.

Les feuilles et les baies du Laurier sauce (*Laurus nobilis*, L.), *lou Lousié*, sont quelquefois employées en fumigation contre les douleurs rhumatismales. Ce végétal a perdu le droit de guérir de la rage, d'empêcher l'ivresse et de préserver de la foudre : *habent sua fata arbores*, les arbres comme les livres ont leur destin !

Une seule Thyméléacées, le Garou (*Daphne gnidium* L.), *l'erbo dòu càuteri*, est encore utilisée. On se sert de son écorce pour étrangler et faire tomber les tumeurs qui viennent surtont au pourtour des ouvertures naturelles chez nos animaux domestiques et qui sont connues sous le nom de *fi*, d'où l'appellation d'*erbo dòu fi* donné à la plante en certains endroits.

Autrefois, dans le peuple, on se servait de l'écorce de garou trempée dans le vinaigre pour produire ou pour entretenir les cautères. On appliquait l'écorce ainsi macérée sur la peau et il se produisait ainsi une escarre douloureuse et mal définie. Cet usage est abandonné, ne le regrettons pas.

Les soldats qui, pour s'affranchir de la corvée, se font porter malades, usent parfois du garou. En laissant séjourner dans le canal de l'urèthre un fragment d'écorce de cette plante, ils produisent une blennorrhagie factice. De même, un morceau de garou maintenu quelque temps sur le bord libre des paupières leur procure une blépharite artificielle et quelquefois de la prison.

Multiovulées. — Trois familles : Népenthées, Cytinées, Aristolochiées. Usages nuls dans la médecine populaire.

Centrospermées.— Cinq familles : Chénopodiacées, Amarantacées, Nyctaginées, Phytolaccées, Polygonées.

Deux chénopodiacées méritent de nous arrêter un instant : la Bette poirée (*Beta cycla* L.), *la Bledo*, dont les feuilles servent à panser les vésicatoires, et la Camphrée de Montpellier (*Camphorosma monspeliaca* L.), *la Camfourato*, usitée dans l'asthme, le rhumatisme, l'hydropisie, les dartres, etc., et dont on se sert encore contre les blessures produites par les harnais chez nos animaux de trait. On fait brûler cette plante et on saupoudre les plaies avec la poudre ainsi obtenue, en ayant soin de pratiquer un léger creux à la partie du harnais qui correspond à la blessure.

Une mention spéciale n'est pas à accorder aux Amarantacées et aux Nyctaginées.

Les Phytolaccées n'ont, dans notre région, qu'une seule espèce, la Phytolaque à dix étamines (*Phytolacca decandra* L.), *lou Rasin d'Americo*, dont les fruits nous servaient à faire de l'encre. Les feuilles, appliquées sur l'extrémité du rectum, servent à rappeler les hémorroïdes. Ces feuilles sont toxiques et amènent la mort, même des grands herbivores. ainsi que j'ai pu m'en assurer en expérimentant chez les équidés.

Dans les Polygonées, nous ne rencontrons guère que la Renouée des petits oiseaux (*Polygonum aviculare* L.), *la lengo de passeroun,* qui est utilisée en décoction contre la dysenterie. Les lavements sont particulièrement vantés.

Urticinées. — Une seule famille, celle des Urticacées, mais qui fournit au peuple un certain nombre de médicaments donnés par l'orme, le micocoulier, le chanvre, les mûriers, le figuier, les orties et la pariétaire.

L'écorce externe de l'Orme champêtre (*Ulmus campestris* L.), *l'òume*, mêlée à de la cire jaune et à de l'huile, sert à panser les brûlures. On l'emploie aussi en décoction contre l'ascite et les diverses maladies de la peau. Le liquide doux et visqueux qu'on trouve dans les sortes de galle que portent parfois les ormes sert à laver les yeux malades ou les plaies. En automne, ce liquide s'étant évaporé, on trouve au fond des galles un résidu jaune ou noirâtre appelé *baume d'ormeau* qu'on utilise en infusion contre les affections de poitrine.

Les fruits verts du Micocoulier (*Celtis australis* L.), *lou falabreguié, paparoutié,* etc., sont employés en décoction contre la diarrhée.

Pour prémunir les enfants contre le croup, on leur fait porter autour du cou un collier fait avec une corde de chanvre (corde fine), ayant de nombreux nœuds (Avignon, Marseille, etc.).

Contre l'entorse, on entoure le poignet avec une ficelle assez peu serrée pour ne pas gêner les mouvements (Allanch, Bedoin, etc.).

Pour guérir le mal au rein ou lumbago, on entoure la région des lombes avec une corde fine.

Contre les saignements de nez, on lie le petit doigt avec une ficelle.

La mûre du Mûrier noir (*Morus nigra* L.), *l'amouro de présent*, et même la mûre du Mûrier blanc (*Morus alba* L.), *l'amouro*, servent à préparer un sirop acide et astringent employé contre les maux de gorge.

Pour faire disparaître les verrues, on va la nuit dans les champs, on tord le rameau d'un arbre, mûrier dit l'un, cognassier dit un second, un arbre quelconque assure un troisième, et au fur et à mesure que le rameau se dessèche les verrues se flétrissent et tombent.

La décoction de figues sèches, sucrée avec du miel, est un remède courant contre les rhumes. Bouillies dans du lait, on en fait des gargarismes. Enfin on applique la moitié d'une figue sur les abcès des gencives, c'est le seul cataplasme possible. Le suc laiteux du figuier est caustique, on l'emploie contre les verrues et les cors. Les feuilles rudes servent à frotter la surface des hémorroïdes pour les faire saigner.

Le figuier est un arbre maudit dont on ne doit pas brûler le bois. Judas, après sa trahison, se serait pendu à cet arbre.

Il faut s'attendre à de tristes événements si on voit un figuier dans ses rêves. Une de mes clientes se désolait parce que, pendant la maladie de son fils, elle avait ramassé, en songe, des figues sur un figuier au Grau-du-Roi, lieu où la famille allait prendre habituellement des bains.

Cette urticée, comme arbre de mai se plante devant les maisons des jeunes filles dont la conduite laisse à désirer.

Fiho d'oste e figuiero de camin,
Se noun es tastado lou vespre, l'es lou matin.

On rencontre encore de nos jours, à Aubignan, une singulière pratique. On enterre le placenta au pied d'un figuier, afin de rendre excellente nourrice la femme qui vient d'accoucher. On voit là une réminiscence de la doctrine des signatures, le figuier étant lactescent.

Contre les crachements de sang on emploie volontiers le suc de nos différentes espèces d'orties.

La Pariétaire diffuse (*Parietaria diffusa* M. et K.), *l'espargoulo*, *panatiero*, etc., est très employée en cataplasmes, décoction pour tisanes ou lavements émollients. Elle est même trop employée. Je m'explique.

Trop souvent, dans la première enfance, un régime mal compris, une alimentation précoce, l'influence des chaleurs estivales et peut-être aussi le travail de la dentition troublent les fonctions digestives et donnent la *diarrhée verte*, affection redoutable, car elle met en quelques jours la vie de l'enfant en péril. Les bonnes femmes ne s'émeuvent guère de tout cela et comme les déjections sont vertes, l'enfant a *l'aigo de gouteto*. Alors on lui fait consciencieusement boire de la tisane de pariétaire, plante qui, ayant la couleur des excréments du petit malade, doit nécessairement guérir l'affection. Dire le nombre d'enfants qui, chaque année dans notre Midi, meurent victimes de ce préjugé est impossible.

Une hygiène mieux entendue et surtout l'éloignement décidé à temps, le transport rapide de nos plaines brûlantes aux régions montagneuses sont les seules chances de salut. Les sanatoria d'altitude rendront de bien grands services, car ils aideront à sauver une myriade d'enfants.

Amentacées. — Six familles : Salicinées, Cupulifères, Casuarinées, Myricacées, Juglandées, Platanées. Trois seulement méritent de nous arrêter,

Les Juglandées sont représentées surtout par le Noyer (*Juglans regia* L.). Cet arbre est en honneur dans la médecine populaire. Ses feuilles sont surtout employées en injection contre les flueurs blanches et en tisane dans la scrofule. On doit les cueillir le jour de la Saint-Jean, si on veut qu'elles gardent leurs propriétés médicales (Lozère). Le brou sert à préparer la liqueur de noix.

Manger des noix préserve les enfants des vers (Fontvieille). Porter au cou une noix pleine de mouches de l'année précédente guérit les fièvres (Sernhac).

Les Cupulifères nous intéressent par les Aulnes, les Chênes et le Châtaignier.

A Villeneuve, contre le rhumatisme, on emploie le moyen suivant : on ramasse des feuilles d'Aulne glutineux (*Alnus glutinosa* Gærtner), *la Verno ;* on les chauffe dans un four, puis on les place dans un lit, et le malade s'y couche et y passe la nuit. Le matin il est guéri.

L'écorce du Chêne yeuse (*Quercus ilex* L.), *lou chaine verd*, ou celle d'espèces voisines, sert en décoction contre leucorrhée ou en bains contre la tourniole ou le panaris.

Un collier de liège est un moyen fort répandu pour faire *disparaître* le lait chez les femelles qui n'ont plus à allaiter. Cette pratique paraît jusqu'à un certain point justifiée, car j'ai pu, à Marseille, m'assurer que les ouvrières en bouchons étaient de fort médiocres nourrices. Cela tient-il à leur genre de travail, ou bien le liège a-t-il une action antilaiteuse ? Question à étudier.

Les châtaignes mangées crues donnent les vers (Gard).

Les Salicinées, avec les Peupliers et les Saules comme seuls représentants, ne méritent pas une mention bien spéciale. A Noves, une décoction de bourgeons de saule, additionnée de sel marin, est utilisée en lotion contre les dartres.

A Villeneuve, on panse les brûlures avec la cendre de saule. Prendre un morceau de saule, le faire brûler, recueillir la cendre, la mêler à de la toile d'araignée et à de l'huile d'olive, de manière à obtenir une pommade dont on pansera la plaie qui guérira sans cicatrices.

Pipérinées. — Deux familles : Pipéracées et Myristicées. Le Poivre noir (*Piper nigrum* L.), *lou Pebre*, réduit en poudre, est un remède usuel contre les coupures. Une pincée de poivre placée dans le fourreau de la verge d'un cheval le fait pisser. Des rapures de noix muscade (*Myristica flagrans* Houttuyn) servent à aromatiser le vin chaud.

Le poivre sert encore à une opération courante. Un enfant est-il atteint d'un gonflement de la région sous-hyoïdienne, avec des croûtes jaunes sur les lèvres, les joues, le menton, a-t-il, en un mot, une adénite sublingale, venue à la suite d'eczéma de la face, on dit, dans le peuple, que sa luette est tombée (*sa gnouletto ès toumbado*).

Pour y remédier, on s'en va chez la commère en renom qui remet la luette à sa place en opérant de la façon suivante. Elle prend une cueiller ordinaire, dans laquelle on verse un tas de poivre pilé ou moulu, on introduit l'instrument ainsi préparé dans le fond de la gorge, et l'on oblige le bord renflé du voile du palais, la luette, à s'imprégner du poivre qui s'attache à sa surface, retenu par l'humidité. A ce moment, il se produit une explosion de toux aiguë convulsive, accompagnée de suffocation, comme bien on doit le comprendre, et la commère s'écrie : « La luette est replacée ! » Cette pratique absurde n'est pas exempte de danger, car le poivre en tombant dans le larynx pourrait amener la suffocation et la mort.

Les Monocotylédonées sont divisibles en trois ordres : Corolliflores, Micranthées, Hélobiées.

L'ordre des COROLLIFLORES comprend trois classes : Liliiflores, Scitaminées et Gynandres. La première seule nous intéresse surtout par deux familles : Liliacées et Iridées.

Les fleurs du Lis blanc (*Lilium candidum* Linné) macérées dans l'eau-de-vie ou dans l'huile servent à panser les coupures. Le bulbe écailleux est employé, cuit sous la cendre, puis écrasé, en cataplames comme émollient et maturatif.

L'Ail (*Allium sativum* Linné) mérite une mention spéciale, car la médecine populaire fait un véritable abus des gousses de cette liliacée, et l'ail cuit dans du lait, écrasé en cataplasmes, ou placé en collier autour du cou est le grand vermifuge des bonnes femmes, après le ver de terre toutefois. Cette pratique n'est pas sans danger, et j'ai eu maintes fois à constater une rubéfaction fort intense, soit au cou, soit autour de l'ombilic, où on applique la pulpe de l'ail pour tuer les vers des enfants. Mais où l'abus est véritablement dangereux, c'est quand on emploie jusqu'à quinze gousses d'ail écrasées et cuites dans du lait pour préparer un lavement qu'on donne ensuite à un bébé.

J'ai vu cette administration, des plus intempestives, produire des accidents réellement graves, car l'ail employé, outre la rubéfaction, détermine une stimulation circulatoire considérable. C'est d'ailleurs un moyen mis en pratique par certains individus, en vue de se procurer une fièvre artificielle, supercherie que les médecins militaires connaissent bien. Fonssagrives, dont l'autorité est si justement reconnue en hygiène et en posologie, rapporte le fait d'un enfant de dix-huit mois qui, à la suite d'un lavement d'ail donné dans l'état de santé le plus complet, fut pris immédiatement de convulsions auxquelles il succomba trois jours après, sans avoir repris connaissance.

Contre l'hystérie, à Aubignan, on emploie le moyen suivant : on fait chauffer le couvercle d'une marmite en fonte, on le frotte d'ail et on l'applique à nu sur le ventre de la patiente.

L'ail pilé est souvent employé en friction contre les cors. Cuit sous la cendre, il guérit les engelures.

Frotter une gousse d'ail sur la plaie provenant de la morsure d'une vipère est un moyen fort employé dans le Ventoux.

A Arles, contre la douleur de la pleurésie, on se sert du moyen suivant : prendre une brique neuve, la frotter d'ail, l'arroser de vinaigre et la chauffer le plus possible, puis la placer aussi chaude que le malade peut la supporter *loco dolenti*.

Les soldats qui veulent *couper à la corvée* et se porter malades comme atteints de fièvres, s'introduisent une gousse d'ail dans l'anus ; ceux qui se contentent d'un léger état fébrile, l'obtiennent en se frappant les deux coudes contre un mur.

Le Poireau (*Allium porrum* Linné) a aussi ses partisans, en tant que vermifuge. On l'emploie cuit et sous forme de cataplasmes, soit seul (Noves), soit mêlé à de la farine de lin (Villeneuve). A Arles, on fait grand cas comme vermifuge d'un cataplasme de suie de four, de racines de jeunes poireaux, de poivre et d'ail pilés. Tous ces cataplasmes sont appliqués sur le ventre de l'enfant.

La décoction de poireau est usitée contre le rhume. On fait

bouillir un bon morceau de poireau, la partie qui est intermédiaire entre le blanc et le vert, on ajoute un fragment de barre de réglisse noir (suc); on passe et on boit ce mélange par cuillerées à soupe dans les vingt-quatre heures (Fontvieille).

Dans la rétention d'urine du cheval, on passe un poireau dans le canal de l'urèthre.

A Arles, pour combattre l'indigestion des animaux domestiques, on leur fait prendre un bouillon obtenu en faisant bouillir un poireau et du beurre dans de l'eau.

Un poireau haché placé sur le nez arrête l'épistaxis.

Un cataplasme d'oignons cuits (*Allium cepa* L.) appliqué sur l'estomac guérit le rhume.

Dans les MICRANTHÉES, on peut établir trois classes : Spadiciflores, Glumacées, Enantioblastées. Cette dernière est exotique.

Les SPADICIFLORES nous intéressent par les seules familles des Aroïdées et des Typhacées et encore leur usage est-il fort restreint. On se servait jadis des feuilles des Gouets pour panser les vésicatoires et les cautères ; quant aux Massettes, j'ai vu employer, mais rarement, le duvet laineux des fleurs femelles pour panser les plaies variqueuses.

Avec les GLUMACÉES nous nous trouvons en présence des deux familles : Cypéracées et Graminées. La première de ces familles ne donne guère à la médecine populaire que la Scirpe jonc (*Scirpus holoschœnus* L.) employée en infusion comme diurétique. Le vulgaire le désigne sous le nom de jonc, bien que les joncs soient des plantes bien différentes et appartiennent à une autre famille, celle des Joncées.

Les Graminées, ces plébéiennes du règne végétal, ne fournissent qu'un nombre bien restreint de médicaments populaires. Le Chiendent (*Agropyrum repens* P. B.) est souvent employé

5

en décoction comme diurétique. On a l'habitude de jeter la première eau de décoction et de ne servir que de la seconde.

L'usage du rhizome de la Canne de Provence (*Arundo donax*, Linné) comme antilaiteux est bien connu, mais tend à décroître. On lui reproche de rendre les seins mous, flasques, pendants et la femme du peuple, surtout lorsqu'elle est jeune, tient à garder son esthétique.

Les stigmates de maïs (*Zea mais* Linné) comme diurétiques sont devenues populaires.

J'ai vu employer quelquefois la décoction d'avoine pour augmenter les urines.

La farine de seigle sert à faire des cataplasmes maturatifs. Les grains de riz servent souvent aussi, après une longue ébullition à préparer des cataplasmes adoucissants, qui en beaucoup de lieux remplacent ceux de farine de lin.

L'orge perlé et l'orge mondé sont peu employés. Le Gruau d'avoine ou *avena*, l'est davantage, surtout à Arles.

La tisane de riz, avec ou sans addition de jus de citron ou de gomme, est un remède très employé contre la diarrhée.

La balle d'avoine sert à fabriquer des coussins hygiéniques.

Les cataplasmes de pain qu'on fait préalablement tremper dans l'eau *pour lui enlever le levain*, sont très usités contre les abcès chauds. Un biscuit ou *langue de chat* trempé dans du lait, du blanc d'œuf ou du vin, sert à traiter les différentes maladies des yeux.

Un cataplasme fait avec du pain mâché guérit les cors (Meyrargues) ; celui préparé avec du son seulement (Bedoin), ou avec du son et du vin (Arles), est utilisé contre l'entorse.

Un cataplasme de pain et de mauve est usité contre l'orgelet ; celui d'avoine et de pomme de terre est employé contre les douleurs produites par un refroidissement (Arles).

Contre les indigestions, on emploie beaucoup les roties que l'on prépare en prenant une tranche de pain, la faisant griller, puis la plaçant dans une poêle avec du vin ou du vinaigre ; on porte à l'ébullition que l'on maintient jusqu'à ce que tout le liquide soit évaporé ; mettre cette rotie chaude sur le creux de l'estomac, après l'avoir saupoudrée d'épices. C'est un remède qui s'adresse surtout au refroidissement, cause de l'indigestion.

L'ordre des HÉLOBIÉES ne m'arrêtera pas, car les Lentilles d'eau, la Naïade, les Potamots, les Troscarts, les Plantains d'eau, etc. ne m'ont jamais été signalés comme remèdes.

Phanérogames gymnospermes. Trois familles : Gnéthacées, Conifères, Cycadées. Les conifères seules fournissent des plantes ou des produits utilisés dans la médecine populaire.

Le cone des différentes espèces de pin est vanté, en décoction, contre les maux de gorge. Les bourgeons de ces conifères passent pour béchiques, souvent on les substitue à ceux des sapins.

Différents baumes, à base de térébenthine servent à panser les coupures. De la poix de cordonnier appliquée sur une partie du corps renfermant une épine, une écharde, etc., *retire* le corps étranger ; étendue sur un morceau de toile et placée sur la région des reins, elle guérit le lumbago. L'insufflation dans la narine de colophane pilée arrête le saignement de nez.

Mais rien ne vaut le *bijou* et *l'encèns*. Dans le peuple on appelle *bijou* la térébenthine du sapin, du pin ou du mélèze ; on l'emploie beaucoup et contre les affections les plus diverses. A-t-on une douleur, un rhume, un lumbago, etc.? On achète deux sous de *bijou* chez l'épicier, on l'étend sur un papier gris et on applique cet emplâtre improvisé sur le point douloureux.

L'encens, et c'est généralement l'encens d'église qu'on emploie, est une véritable panacée pour les bonnes femmes de Villeneuve. Un enfant a les vers, une femme la *maire*, etc., vite on mélange de l'encens avec de l'eau-de-vie, on étend sur du coton et on applique le tout sur le creux de l'estomac. Cette sorte d'emplâtre adhérant très fortement aux tissus est difficile à enlever, étant roide, il irrite la peau fine des enfants. Son application n'est justifiée par rien et n'offre que des inconvénients.

Souvent aussi on porte chez l'épicier un pot à l'eau, on le fait enduire intérieurement de goudron et on aura de quoi faire une eau de goudron inépuisable, si on a soin de remplacer l'eau à fur et à mesure de la consommation. Le goudron sert encore à noircir la corne des pieds des chevaux.

Dans les pays de montagne on fait grand cas de la résine des sapins contre les douleurs et pour panser les plaies.

L'huile de cade jouit d'une grande faveur populaire. Appliquée sur une dent, elle la fait tomber ; frottée sur le ventre aux tempes et aux poignets d'un enfant elle préserve des vers.

Les bergers s'en servent en frictions sur la peau pour guérir la gale (*la rougno*) des moutons; en frictions sur la paupière supérieure contre diverses affections de l'œil.

L'essence de térébenthine est aussi employée contre la gale des animaux et contre la sciatique de l'homme.

Les galles des cyprés, préalablement concassées, puis bouillies avec de l'eau donnent une décoction assez employées en injection dans les leucorrhées.

Les baies des différents genévriers sont, mais rarement, utilisées en macération comme diurétiques ; plus souvent on les concasse puis, on les projette sur des charbons ardents. La fumée qui se dégage est dirigée sur les parties du corps atteintes de douleurs.

La Sabine (*Juniperus sabina* Linné) jouit dans le peuple d'une affreuse réputation : elle fait avorter. Plût à Dieu que ce fût le seul abortif employé par les professionnelles de ce crime ! La Sabine est un narcotique âcre qui a, il est vrai, une action un peu spéciale sur l'utérus, mais dont les effets se font aussi sentir sur l'estomac, le cerveau, le cœur ; et les souffrances, produites par ce poison sur l'organisme doivent être atroces. Son action toxique est connue dès la plus haute antiquité et Ovide a pu dire : *Sæpe, suo utero quæ necat, ipse perit !*

Cryptogames. Fournissent peu de ressources à la matière médicale du peuple.

FOUGÈRES.— Deux espèces employées : la Doradille polytric (*Asplenium trichomanes* Linné) sert, à Anduze, à préparer une infusion qui est considérée comme antilaiteuse et les spores de la cétérach officinale (*Ceterach officinarum* Willd.), sont appliquées sur les brûlures. Je n'ai jamais vu cueillir le Capillaire de Montpellier, bien qu'il soit assez commun en certains endroits.

A Pompignan, on ramasse les frondes du Ptéris Aquiline (*Pteris aquilina* L.), *Feouse*, pour en faire un lit dans lequel on fait coucher les personnes atteintes de rhumatisme.

EQUISÉTACÉES.— Rôle, au point de vue qui m'occupe, singulièrement restreint. L'infusion de la Prêle commune (*Equisetum palustre* Linné) est parfois donnée contre la coqueluche. Sa décoction sert à Courthézon dans le traitement des *coups* (contusion); sa cendre est utilisée par panser les plaies.

MOUSSES ET HÉPATIQUES. — Absolument dédaignées du vulgaire, ces plantes ne fournissent, que je sache, aucun remède populaire.

LICHENS — Applications presque nulles. Anssi c'est à peine

si je puis citer l'emploi comme béchiques du Pulmonaire du chêne (*Stricta pulmonacea* Ach.) et de la Cladonie des rennes (*Cladonia rangeriferina* Hoffm).

CHAMPIGNONS. — En dehors de l'amadou fourni par deux Fomes, l'Amadouvier et son voisin le Combustible, je ne connais qu'une seule application de ces cryptogames dans la médecine populaire. Il s'agit du Polypore du frêne (*Polyporus fraxineus* Fries) que l'on fait bouillir dans de l'eau. Sa décoction sert à laver, dans la Lozère, les cochons atteints du rouget.

Les spores de plusieurs Lycoperdons sont utilisés dans nos campagnes pour endormir les abeilles, de façon à pouvoir enlever le miel des ruches, à l'abri des piqûres et sans avoir à étouffer ces hyménoptères domestiques.

ALGUES. — Aucune algue n'est utilisée, si ce n'est la Mousse de Corse ou helminthocorton, *lou Mito-courto*, mélange d'algues appartenant à des genres divers et que le peuple emploie en infusion comme vermifuge.

III

Médicaments empruntés au règne minéral

Eau. — Contre la *piado* (piétain) du mouton, beaucoup de bergers de la vallée du Rhône se contentent de laver l'*ounngloun* (le sabot) de l'animal avec de l'eau tiède ou de l'eau de rivière.

Prendre des bains d'eau courante est une médication souvent employée contre les foulures et les contusions.

Entourer le cou d'une personne atteinte d'un accès d'hystérie d'un linge mouillé est un moyen utilisé pour faire cesser la crise.

Se laver avec de la rosée fait disparaître, à Arles, les taches de rousseur.

Pour préserver ou guérir les enfants de la gale, on les fait vautrer nus dans la rosée, le matin de la Saint-Jean.

Suspendre un noyé par les pieds afin de lui faire rendre l'eau qu'il a avalé. Cette criminelle pratique, encore trop répandue dans nos populations rurales, a coûté la vie à bon nombre de personnes et, malgré tout, elle subsistera longtemps dans le peuple, tant il est difficile de déraciner une idée fausse.

Le peuple est naturellement hydrophobe. Les ablutions sont rarement faites et comme bain il n'a souvent pris que celui de l'amnios, mais aussi combien les maladies de la peau sont fréquentes ! Le défaut de propreté a encore des effets plus graves chez la femme. Elle ne porte généralement pas de serviette spéciale pendant la période menstruelle, elle n'a nulle idée des soins intimes. *Moussu, jamais l'aigo d'un ban a touca moun cor; un ban! Cavalisco!* répondait une cliente de soixante ans à laquelle son médecin ordonnait un bain.

Un verre d'eau constitue une médication fort usitée contre le coup de soleil. Cette brûlure de la peau, cette forme la plus bénigne de l'insolation est, en effet, traitée dans le peuple par le moyen suivant : On applique un verre d'eau froide sur la tête et on expose ce verre aux rayons du soleil lequel *tiro lou souleù*, pompe les rayons qu'il avait dardés. L'eau bout, assurent les commères, par le passage de la chaleur de la peau dans l'eau du verre et le soleil sort de la tête et se rend dans le verre. On crie au miracle. Le phénomène est en réalité très simple ; l'eau du verre suinte à travers les cheveux et est remplacée par des bulles d'air qui font croire à l'ébullition du liquide. Cette pratique n'est pas sans danger ; le coup de soleil qui aurait disparu seul, guéri par ce moyen, peut déterminer, par l'application du froid, un rhumatisme occipital. Fonssagrives en cite un cas qui durait depuis cinq ans. Ce qui n'empêchait pas que le malade se serait nonobstant fait mettre sur le chevalet, pour défendre le procédé du verre d'eau dans l'insolation.

Air. — Le peuple, à l'état de maladie, a peur de l'air. Il renouvelle le moins possible l'atmosphère de l'appartement occupé par un malade. C'est une grave erreur, car l'air confiné est un poison dont l'action nocive vient s'ajouter à la maladie. Que de fois n'ai-je pas vu, dans des convalescences traînant en longueur, qu'il suffisait de sortir un malade d'une alcôve, d'ouvrir toutes grandes les fenêtres pour voir son état s'améliorer rapidement. Là où l'air et le soleil ne rentrent pas, le médecin pénètre.

On redoute les *coups d'air*, c'est ainsi qu'on désigne les

affections les plus diverses et notamment les névralgies. Au coup d'air le principal moyen qu'on oppose est la chaleur, à moins qu'on ne le fasse lever. Il existait autrefois à Meyrargues une vieille femme qui *levait* les coups d'air par un procédé assez étrange. Elle prenait un pot en terre rempli d'eau qu'elle faisait bouillir. A ce moment elle renversait contenant et contenu dans un plat, le pot retourné au milieu du liquide, et pendant que l'eau remontait dans le pot par suite, sans doute, de la condensation de la vapeur renfermée, elle récitait mentalement quelque chose, des prières probablement. Si l'eau remontait entièrement dans le pot, le coup d'air était enlevé.

Une erreur encore trop accréditée dans le peuple est celle consistant à croire qu'on ne doit pas, sous peine d'encourir la prison, couper la corde d'un pendu avant l'arrivée de la police. Cette erreur fait encore bien des victimes, beaucoup de pendus pouvant être rappelés à la vie, si on supprime sans retard le lien constricteur qui s'oppose à l'entrée de l'air dans la poitrine.

Soufre. — Peu employé. On met des morceaux de soufre en bâton dans le vase contenant l'eau dont s'abreuvent les jeunes chiens, afin de les garantir de la maladie. Le soufre étant insoluble dans l'eau, cette pratique est bien illusoire.

Dans les différentes douleurs (rhumatisme, sciatique, etc.), on saupoudre l'endroit douloureux avec de la fleur de soufre et on entoure d'un linge.

On traite la blennorrhagie en prenant le matin à jeun de quatre à cinq grammes de poudre de chasse (mélange de soufre, de charbon et d'azotate de potassium) dans un verre d'eau (Meyrargues).

Ammoniaque. — Peu utilisée. On se servirait de quelques

gouttes de cet azoture d'hydrogène dans un verre d'eau sucrée pour dissiper les effets de l'ivresse.

On s'en sert aussi pour cautériser les piqûres ou les morsures des animaux venimeux.

A Marseille, un empirique employait contre la cataracte un collyre dont l'ammoniaque formait la partie active.

Par contre l'eau sédative est journellement mise à contribution.

CHARBON. — Du charbon végétal pulvérisé mêlé à de l'huile sert à panser les brûlures.

Le charbon obtenu en faisant brûler un vieux linge sert, à Villeneuve, à panser le suintement qui se produit quelquefois après la chute du cordon ombilical. Il n'est pas sans exemple que cette pratique ne soit suivie d'un érysipèle de l'ombilic, affection particulièrement grave.

Dans les coupures on fait brûler un vieux chiffon et on tient la partie blessée au-dessus de la fumée (Anduze). On fait en somme de l'antisepsie sans s'en douter.

TERRE. — Trop souvent le paysan est porté, quand il se blesse en travaillant, à saupoudrer la plaie avec de la terre, ce qui est l'inverse de l'antisepsie.

Pour guérir un panaris, à Arles, il faut faire le signe de la croix sur la terre avec le doigt malade.

A Villeneuve, un moyen fort prôné pour faire tomber les verrues est de sortir le soir du troisième jour de la lune nouvelle, on s'oriente de façon à faire face à cet astre, on met les mains derrière le dos et se baissant on ramasse une poignée de terre dont on se lave les mains.

Contre le rhume on prend treize cailloux dans le lit du Rhône, de la Durance, du Gardon, etc., selon les lieux, on les fait bouillir avec de l'eau; passer à travers un linge et boire le liquide chaud.

La Potasse n'est guère employée, si ce n'est à l'état de cendres. Celle-ci sert en décoction dans les panaris et contre les aphtes et les diverses maladies de la peau.

La Soude est surtout utilisée sous forme de chlorure de sodium et de savon. Le savon sert à préparer certains onguents et à fabriquer des suppositoires. L'eau de savon est employée en lavement contre les vers.

Enfin le savon sert aussi à connaître le degré de propreté des habitants d'une commune. En effet, si Liebig a émis l'opinion que l'acide sulfurique consommé dans un pays est la mesure exacte de l'activité de son industrie, on peut dire avec Fonssagrives que la quantité individuelle de savon qu'il consomme est l'exacte mesure de son hygiène. Sans propreté pas de santé, et sans savon pas de propreté.

L'eau salée est un remède courant, dans le peuple, contre les coups ; on s'en sert aussi pour préparer des lavements irritants et substitutifs. A Avignon, contre l'insolation, on fait des irrigations dans les oreilles avec de l'eau salée.

Un préjugé à faire disparaître est celui qui consiste à considérer le sel comme irritant et à le proscrire de l'alimentation du malade. Outre qu'un bouillon non salé est peu appétissant, on doit ne pas oublier que le chlorure de sodium est un aliment, c'est-à-dire une substance indispensable et dont la suppression peut entraîner de graves dangers pour l'organisme. Dans un couvent d'Ursulines de Paris, on avait voulu, dans un but de mortification, bannir le sel de l'alimentation. Bientôt toutes les religieuses furent malades, et on dut revenir aux aliments salés. Le même fait s'est produit en Russie chez des serfs auxquels leurs seigneurs, par raison d'économie, avaient retranché la ration de sel. Le résultat fut identique.

Pour guérir les verrues, à Arles, prendre trois grains de sel, les jeter au feu et ne pas les entendre éclater.

A Bédoin, pendant les orages, on jette du gros sel dans le

feu : plus il crépite, plus on a de la chance d'écarter la foudre.

Dans la vallée du Rhône, quand une accouchée vient, à sa sortie de couche, visiter ses amies, on doit offrir à l'enfant du sel, du sucre, des œufs et un paquet de langue de chat (sorte de biscuit).

Je ne connais que deux emplois de l'ARGENT dans la matière médicale populaire. A Villeneuve, pour empêcher un érysipèle de s'étendre, on passe au secret : une vieille initiée fait sur la région malade des signes de croix avec une pièce de deux francs à l'effigie de Napoléon III et récite des paroles magiques. En maints pays, pour faire cesser une attaque d'hystérie, on entoure le cou de la malade d'une chaîne de ciseau en argent.

La CHAUX VIVE, dans le peuple, passe pour antiseptique ; aussi dans beaucoup de maladies épidémiques place-t-on dans la chambre du malade des assiettes contenant de la chaux.

A Lambesc, j'ai vu employer la chaux dans les affections rhumatismales. On prend des morceaux de chaux, on les enveloppe dans de vieux torchons, on les mouille et on les place dans le lit du malade. La chaleur développée par l'hydratation qui peut atteindre jusqu'à 300°, amène une abondante sudation.

Dans les brûlures, on a, à Villeneuve, l'habitude d'enlever les phlyctènes et de recouvrir le derme dénudé d'une bonne couche de chaux vive délayée dans du vinaigre.

A Plan-de-Cuques, j'ai vu un vieillard bâtir ses plaies variqueuses avec du plâtre gâché dans de l'eau.

Le PLOMB n'est guère usité. Aussi c'est à peine si j'ai à indiquer l'emploi de l'eau blanche contre les contusions et dans certaines maladies spécifiques.

Le SULFATE DE MAGNÉSIE est mis assez souvent à contribution. On l'emploie comme purgatif. Pendant les grandes chaleurs de l'été, les charretiers en mêlent une poignée, par semaine, dans le son destiné au barbotage de chaque cheval, afin de leur donnner une certaine liberté du ventre.

Encore quelquefois le Sulfate de zinc, à la dose d'une pincée dans un verre d'eau, est utilisé contre diverses maladies des yeux.

Le Sulfate de cuivre dissous et mêlé à du vinaigre est un remède contre le piétain des moutons.

Une pièce de monnaie est souvent employée pour faire compression sur les bosses sanguines.

Le Mercure est, depuis Raspail, un métal suspect au vulgaire qui ne l'utilise guère que sous forme d'onguent gris pour détruire les parasites.

Par contre, le Fer est souvent mis à contribution.

De vieux clous placés dans un verre rempli d'eau constituent l'eau ferrugineuse employée encore dans pas mal de ménages contre la chlorose.

Porter un sachet contenant de la limaille de fer préserve du rhume (Avignon).

Mettre de la limaille de fer dans un verre de vin blanc et avaler ce mélange guérit la blennorrhagie (Avignon).

Porter au doigt une bague faite avec le troisième clou interne du pied postérieur gauche d'un cheval entier préserve des hémorroïdes (Villeneuve).

Placer une clef dans le dos arrête les saignements du nez (Arles).

Les épingles jouent un grand rôle pour lever les sorts.

On soulève avec une épingle les opacités de la cornée du mouton, *l'ounglo* ou *l'ounglet*, et on les incise avec des ciseaux (Lozère).

Une épingle sert souvent à crever les petits abcès.

L'alun en solution sert en bain contre les engelures. Une

solution concentrée battue avec du blanc d'œuf et appliquée sur de l'étoupe est un remède souvent usité dans l'entorse. L'alun calciné sert à détruire les chairs fongueuses, mais souvent on le remplace par du sucre pilé.

Le pétrole est souvent employé en frictions dans le rhumatisme; on s'en sert aussi contre les cors et la gale.

Le vinaigre sert contre les cors et les brûlures. De plus, il jouit dans le peuple de grandes propriétés antiseptiques. Une pelle rougie au feu, et sur laquelle on verse du vinaigre, est un moyen vulgaire pour désinfecter un appartement.

Dans la Lozère, pour guérir le mal aux dents, on prend un morceau de bouteille en verre vert ou noir, on le fait rougir au feu, puis on le plonge dans une tasse contenant du vinaigre qui servira, après cette opération, à se gargariser.

Le sucre pulvérisé est insufflé dans l'œil pour les opacités de la cornée et dans les narines contre le coryza des nouveau-nés.

A Allauch, pour faciliter l'expulsion du délivre, j'ai vu une vieille accoucheuse faire mâcher du sucre.

A Avignon, on emploie volontiers la cire à cacheter contre les dysenteries.

La suie de bois est encore usitée en décoction contre les affections de la peau, les brûlures, etc. On donne quelquefois son infusion comme vermifuge. On l'emploie aussi en injection dans la leucorrhée.

IV

Préjugés et superstition

Un très grand nombre de préjugés ont encore cours dans le peuple. Je cite les principaux :

Sous peine de catastrophe prochaine il faut conserver pendant huit jours le bouquet offert à l'occasion d'une fête (Remoulins).

Une jeune mariée doit mettre le matin de ses noces, une partie de ses vêtements (bas, chemises, etc.) à l'envers ; sans cette précaution le mariage ne serait pas heureux (Remoulins).

On ne doit pas se marier un jeudi, car *dijoou jour de doou*. Dans bien des communes on ne se marie pas pendant le mois de mai, le mois de la Vierge. Il y a dix-huit siècles, Ovide dans ses *Fastes* mentionnait l'aversion des Romains pour les mariages célébrés au mois de mai, et il l'expliquait par l'incidence en ce mois des cérémonies funéraires des Lémuries. Tylor, dans la *Civilisation primitive*, nous apprend que le dicton que les mariages au mois de mai sont malheureux, a cours aujourd'hui encore en Angleterre. C'est là un exemple frappant de la persistance d'une idée dont le sens s'est perdu avec le temps, mais qui ne subsiste plus que par la simple raison qu'elle avait existé. Ainsi à Venelles, dans les Bouches-du-Rhône, non seulement l'on ne se marie pas en mai, mais pour rien au monde on ne laisserait vacciner un enfant pendant ce mois. On ne se marie pas non plus, dans maintes localités, pendant le Carême et l'Octave des morts.

Tout enfant ayant la veine transversale du nez très apparente ne vivra pas, si beau soit-il, ou tout au moins il ne franchira pas les limites de l'enfance (Remoulins).

Ne pas mettre les nourrissons en face d'une glace, cela leur donnerait les vers (Remoulins). Ne pas leur couper les ongles, car ils deviendraient voleurs.

On ne doit pas peser les nourrissons, car cette opération leur porte malheur et les empêche de grandir. S'abstenir aussi, et pour la même raison, de peser une femme enceinte (Remoulins).

Ne donner les jambes aux nourrissons que le premier vendredi du mois (Remoulins), le jeudi ou le samedi (Beaucaire).

La croyance aux envies est encore fort enracinée dans le peuple. Or, quand une femme enceinte a une envie et qu'elle ne peut la satisfaire, elle doit se gratter en un point du corps; c'est dans cet endroit que l'enfant portera l'empreinte de l'objet désiré par la mère.

Quand on refuse de satisfaire l'envie d'une femme enceinte on a un orgelet. En somme, il est juste que ce crime de lèse-galanterie soit puni.

Le peuple croit aux devins, il ne manque pas d'aller consulter une somnambule lorsqu'il est victime d'un vol.

Un vieillard de mon village, mort depuis longtemps, avec lequel j'aimais beaucoup à faire un brin de causette, me contait un jour le procédé du *crevelet*, mis en usage par une femme de Remoulins au commencement du siècle et qui avait emporté son secret dans la tombe.

On appelle *crevelet* ou *crevèu*, un tamis ou crible en peau de parchemin servant à nettoyer les grains grossiers, les légumes, etc.

Était-on l'objet d'un vol, d'une malveillance, d'une taquinerie, quand vivait la femme D..., on allait la consulter pour connaître l'auteur du méfait. La femme D... mettait son *crevelet* à l'extrémité de ses ciseaux tenus à la main. On lui racontait alors l'incident, l'accident, on nommait les personnes soupçonnées. Quand le nom du coupable était prononcé dans la conversation, le *crevelet* se mettait en mouvement et tournait sur les ciseaux faisant pivot.

A la fin de sa vie, pendant sa vieillesse, la femme D... ne consentait que difficilement à prendre son *crevelet*, son confesseur lui ayant défendu de se livrer à cette pratique. Elle cédait cependant aux supplications de ses amis. C'est ainsi que la mère du vieillard qui me contait cette histoire put connaître, grâce au *crevelet* de la femme D..., le nom de la jeune fille qui un jour de fête, lui avait déchiré son manteau à coups de ciseaux. (Communiqué par mon savant confrère, M. le docteur Gazagne, de Remoulins.)

Et la croyance au diable est-elle assez vivace! Dans mes notes — 19 août 1875 — je trouve une conversation que je viens d'avoir avec la femme d'un notaire de l'endroit (notaire et femme sont morts aujourd'hui).

La brave femme me conte l'histoire d'un nommé Lucet, meunier au moulin qui est au pied du Pont du Gard. Lucet était possédé du diable à certains moments. Cela lui valait d'avoir toutes les filles qui l'approchaient, quand il les désirait. Il avait le pouvoir de guérir les malades à condition de porter une malédiction sur un arbre.

C'est ainsi, me disait la notairesse, que Lucet guérit un enfant atteint de crises convulsives à condition que le père de l'enfant porterait la malédiction sur un pêcher qui fut indiqué par lui. L'enfant guérit et l'arbre mourut dans l'année. C'était dans l'ordre.

Et cette bonne femme avait un argument irréfutable : « Puisque au temps de Jésus-Christ, il y avait des hommes possédés du démon, pourquoi n'en serait-il pas de même aujourd'hui ? »

Les femmes sont en médiocre estime dans la Lozère. En

effet, si une femme rencontre une personne allant au marché pour vendre les produits de la ferme, il faut qu'elle donne un objet, un gage (généralement c'est une épingle), sans cela le vendeur aurait la malechance et ne trouverait pas un seul acheteur.

On redoute aussi beaucoup, dans maints pays, l'influence funeste de la femme, à un certain moment du mois, sur les arbres fruitiers qui périssent tous, si elle y grimpe. L'abbé Couture, curé de Miramas, a, dans son ouvrage sur l'olivier, un long chapitre qui le prouve péremptoirement. L'influence du flux cataménial sur les arbres fruitiers écrite par un abbé ne manque pas de piquant.

Dans la campagne, aux environs de Metz, plusieurs préjugés veulent que, dans certains cas, la femme porte malheur.

Lorsqu'on fait le « chaussement » du blé, c'est-à-dire lorsqu'après avoir semé le blé on répand de la chaux sur le champ, si une femme pénètre sur le terrain pour un motif quelconque, l'opération sera sans effet et la récolte sera manquée.

Si une femme pénètre dans une cave, elle a le don de faire remonter la lie dans les vins et de les rendre troubles. Dans le village du Sablon (près de Metz), les femmes n'entrent jamais dans les caves lorsqu'elles contiennent du vin et surtout lorsque c'est du bon vin ou du vin vieux.

Un autre préjugé veut que le 1er janvier, si c'est une femme qui vous présente la première ses souhaits, le malheur s'attachera à vos pas.

Les rapaces nocturnes, chouettes ou hiboux, sont considérés comme des oiseaux de malheur ; s'ils viennent à chanter la nuit à la fenêtre, sur les toits, ou sur un arbre avoisinant un lieu habité, il y aura bientôt un mort dans la maison (Lozère). Ces oiseaux n'ont pas toujours joui d'une semblable réputation ; ainsi chez les Grecs leur apparition était d'un favorable augure, car la chouette était l'oiseau de Minerve, protectrice d'Athènes, et l'on peut lire dans la parabase des Guêpes d'Aristophane : « Cependant nous culbutâmes les ennemis vers le soir avecl'aide des Dieux, car avant la bataille une chouette avait passé au-dessus de notre armée. »

Dans la Lozère le chat donne lieu aux mêmes superstitions: si deux chats se battent pendant la nuit sur le toit d'une maison, c'est un signe de mort pour un membre de la famille; si un de ces carnivores vient à se coucher sur le berceau d'un enfant non encore baptisé, celui-ci aura la faculté de donner des sorts, il sera *mas* (environs de Florac).

On ne saurait croire combien la croyance aux jeteurs de sorts, *i masco*, est encore vivace dans le peuple. On redoute surtout les bohémiennes qui parcourent villes et campagnes, vivant partout de rapine et de pillage.

A Marseille, j'ai pu m'assurer maintes fois que les enfants des vieux quartiers portaient tous une partie de leur vêtement mis à l'envers, ce qui préserve des maléfices ; et tous avaient au cou un sachet de sel qui jouit des mêmes vertus : deux précautions valent mieux qu'une.

A Anduze, dans le Gard, un enfant est-il malade ? On lui a jeté un sort. Pour détruire le charme, on devra porter l'enfant à un carrefour, en dehors de la commune, le déshabiller, laisser là les vêtements et ramener l'enfant, sans faire attention à un bruit qu'on perçoit alors. Il est probable que les vêtements ne sont pas perdus pour tout le monde et que les bohémiens qui gitent volontiers dans ces endroits en bénéficient.

Dans le même pays, quand un sort a été jeté sur des animaux domestiques, on doit leur faire traverser trois portes qui se suivent en ayant bien soin d'étendre, sur le seuil de chacune, une veste tournée à l'envers. Pendant la *cérémonie* il faut frapper de grands coups sur le sol avec un bâton de figuier sauvage, l'arbre maudit, et en prononçant des paroles magiques que les initiés seuls connaissent.

Ailleurs, on se contente de sortir les animaux de la commune, de les conduire à un carrefour et de les ramener. Ils sont par cela même *desenmasca*.

Souvent aussi c'est une vieille femme du village, vivant isolée, qui passe pour *masco*. Il n'est guère de médecin de campagne qui ne se soit vu reprocher d'avoir guéri la femme X ou Y, cette *coquine* qui jette des sorts et rend gens et bêtes malades.

A Saint-Rémy-de-Provence, vit une octogénaire qu'on appelle auprès des personnes atteintes d'hypocondrie, de vésanie, etc., qui se croient ensorcelées. Elle coupe, avec des ciseaux, une chemise de la malade en mille fragments et les jette sur le chemin. La personne qui passera la première après l'opération sera la cause de l'ensorcelage ; on la rouera de coups et la malade sera guérie.

La croyance au lait *répandu* est encore fort vivace. On donne ce nom, dans la langue des préjugés populaires, à de prétendues migrations du lait qui, dévié de ses voies normales, prendrait les directions les plus diverses et irait provoquer toutes sortes de troubles dans les différents organes. Les matrones y tiennent, et toute maladie ou toute indisposition qui se manifeste chez une femme, dont le lait s'est tari spontanément, ou sous l'influence du défaut ou de la cessation de l'allaitement, est considéré comme un lait *répandu*. C'est une erreur fondée sur des apparences grossières, — car la glande mammaire dont la sécrétion n'est plus excitée ne tarde pas à ne plus fonctionner, — mais qui est profondément ancrée dans l'esprit des gens du monde, très attachés à l'humorisme, et elle n'en sortira pas de sitôt.

Aussi, pour éviter pareil danger, fait-on appel aux nombreux antilaiteux. Un moyen radical consiste à se traire dans le feu.

D'autres prennent des infusions nombreuses, abondantes et chaudes de canne de Provence, de pervenches, de carotte, de doradille, de cloportes, etc. Or, boire beaucoup quand on veut tarir la sécrétion lactée est une hérésie. Généralement, on enduit les seins avec de l'huile camphrée, avec du miel ou avec de l'huile de chenevis. Ceci est mieux et plus conforme aux règles de l'hygiène.

Pour les femelles des petits mammifères on se sert de collier de bouchons en liège. Sur quoi repose cette pratique, je ne saurais le dire, elle me paraît jusqu'à un certain point justifiée, car j'ai pu à Marseille m'assurer que les ouvrières en bouchons, et toutes celles qui travaillaient le liège, n'arrivaient pas, faute de lait, à pouvoir nourrir leur enfant. Cette absence de secrétion lactée est-elle imputable au genre du travail ou bien le liège a-t-il une action antilaiteuse ? Question à étudier.

Il arrive parfois qu'une accouchée, après avoir eu les seins gonflés au moment de la fièvre du lait, n'a ensuite qu'une lactation insuffisante pour nourrir son enfant, le lait a disparu. La cause est vite trouvée : « on lui a jeté un sort, *l'an emmascado* ». Grave question. Les personnes de la maison tiennent conseil. Il s'agit de remédier à cela, il s'agit surtout de savoir le nom de *la masco* (du jeteur de sort).

Pour faire remonter le lait, on ne s'adresse ni au galega, ni à l'avoine, ni aux feuilles de ricin, ni à la faradisation des seins. Le vulgaire n'a qu'un seul remède, mais étant infaillible le besoin ne se fait pas sentir d'en avoir plusieurs; on met des clous dans un pot plein d'eau, on fait bouillir, et dès que l'ébullition commence les seins se gonflent. Est-ce simple.

Trouver le jeteur de sort est un peu plus difficile, mais on y arrive tout de même et en suivant des voies un peu différentes selon le pays. Ici on met des clous dans une poêle. Pendant la cuisson la personne qui se présentera à la maison sera l'auteur du méfait. Ces clous en rougissant la brûlaient à distance et la maudite est venue par sa présence faire un aveu tacite. Ailleurs on se sert d'un foie de mouton (*un lèu*) que l'on larde de treize aiguilles rouillées et qu'on fait frire dans la poêle. On prononce les paroles magiques de « *tu été, tu antété.* » La théorie est la même. La première personne qui se montrera sera la coupable.

Ces croyances donnent parfois lieu à des scènes déplorables. Je me rappellerai toujours que dans les environs d'Allauch, un malheureux ouvrier chaufournier qui vint à se présenter dans la maison où on se livrait à cette cuisine peu ordinaire, fut aux trois quarts assommé et ne dut son salut qu'à la fuite.

On se demande comment le jeteur de sort a pu s'y prendre pour enlever le lait à la mère? C'est pourtant simple, il a lu le Petit Albert ! Et après les objurgations alors que les épingles et les clous rougis le forcent à enlever son sort, il rendra le lait à la nourrice en lisant le Grand Albert.

D'autres fois c'est l'enfant qui ne veut pas têter. Que faire ? Il y a deux pratiques : l'une, qui est respectable comme tout ce qui touche la foi, consiste à porter l'enfant à l'église et lui faire dire les Evangiles, l'étole du prêtre étant placée sur lui ; l'autre veut que l'on sorte du territoire de la commune et qu'on le ramène ensuite à la maison.

Dans la Lozère on emploie l'infusion de peau de serpent pour faire remonter le lait ; c'est là une poudre de Duc originale

Enfin, dans les environs de Ventoux, on redoute beaucoup les bohémiens qui jettent des sorts et empêchent les enfants de têter quand on néglige de les secourir. S'il arrive par une simple coïncidence qu'un enfant refuse le sein, alors que dans la journée un bohémien est venu demander l'aumône et qu'on la lui ait refusée, on fouette vivement un lange de l'enfant. On détruit ainsi le charme tout en fustigeant le bohémien ;

car les coups de fouet que le lange reçoit sont aussi ressentis, en tant que douleur, par le nomade.

Les fièvres intermittentes donnent lieu à certaines pratiques curieuses qui ont pour objet d'en obtenir la guérison.

Frapper à la porte d'un enfant posthume, fils ou fille, lui demander un morceau de pain et le manger (Villeneuve, Remoulins, etc.).

Aller à Saint-Gens, pèlerinage très couru en septembre (vallée du Rhône).

Se traiter au secret, c'est-à-dire avoir recours à certains guérisseurs. Ainsi G... a des accès pernicieux contractés pendant un voyage à Aigues-Mortes. A..., être informe, sorte de Quasimodo, est appelé auprès de lui. Comment s'appelle votre mari, dit-il à la femme? G.... Pierre, lui est-il répondu. C'est bien, répond A....., je chercherai l'herbe et je ferai ce qu'il faut. Une amélioration se produit: ravissement de l'entourage. Rechute le lendemain. On explique la guérison incomplète par le fait d'avoir oublié de donner à A... le second prénom du malade qui s'appelait G... Pierre-Simon ! (Remoulins.)

On croit, dans nos campagnes, qu'il existe un moyen de guérison infaillible de l'épilepsie, *dou mau de la terro.* Il consiste à causer au malade, entre les crises, une frayeur subite.

Pour faire revenir à lui un épileptique, on lui place son soulier sous le nez. Sur quoi repose cette pratique? Le vulgaire a-t-il confondu l'épilepsie avec l'hystérie, car on verra que, dans cette dernière maladie, l'olfaction de substances fétides met souvent fin à la crise ; ou bien se souvient-il de la façon de procéder de l'élan? On prétend que cet animal, poursuivi à la chasse et serré de près par la meute, tombait en des accès d'épilepsie, mais que dans sa chute sur le sol il ramenait le pied droit de derrière dans son oreille, ce qui le guérissait aussitôt et lui permettait de reprendre sa course.

Dans la région du Ventoux, on n'approche d'un épileptique en pleine crise qu'avec crainte, car on estime que sa morsure ou même sa bave pourrait communiquer la maladie.

Une épileptique qui était venue consulter un sorcier à Saumane, près d'Anduze, en reçut le conseil suivant : « Vos grands-parents ont volé autrefois, et c'est à cause d'eux que vous êtes punie. Rendez aux pauvres telle somme et vous serez guérie. » La pauvre croyante distribua aux malheureux de son pays la somme indiquée, mais la guérison ne vint pas.

L'hystérie est une maladie qui, pour le vulgaire, aurait son siège dans l'utérus, d'où les noms vulgaires de *la maïre, mau de la maïre, maïrasso*, etc., qu'on lui donne dans le peuple. On l'appelle aussi : *attaques de nerfs, vapeurs, maux de nerfs*, etc.

Un emplâtre d'encens et d'eau-de-vie appliqué sur l'ombilic des femmes tourmentées par la *maire* (la matrice) qui remonte et menace de les étouffer fait, assurent les commères, disparaître aussitôt douleur et suffocation. Les infusions d'armoise, de sauge, de thym, etc., sont très usitées. A Villeneuve, on prône les cataplasmes de rue.

Lors des accès (*lis ataquo de ner*), on entoure le cou qui est gonflé d'une chaîne de ciseaux en argent, d'un linge mouillé ou de tout autre corps froid ; on fait des aspersions d'eau froide sur la face et au besoin on place le soulier du malade sous son nez. Ces moyens sont assez rationnels, même le soulier, car on sait que l'odoration de substances fétides peut suspendre brusquement l'attaque.

Dans certains pays, on exorcise la maladie. Il y a des formules consacrées pour conjurer le mal et faire cesser l'accès. Rappelons que, dans la région du Ventoux, on estime que porter dans la poche les testicules d'un renard est un préservatif contre cette affection. Passons.

A Aubignan, près de Carpentras, on a recours, pour combattre l'hystérie, à un moyen autrement dangereux. On appelle un homme étranger à la maison, qui doit, avec une main, serrer fortement le cou de la malade pour se rendre maître de la matrice. M. le Dr Petit, médecin distingué de cette localité, m'a conté un cas où il fut mandé la nuit pour donner ses soins à une hystérique. A son arrivée, il trouva un homme qui étreignait si violemment le cou de la patiente que celle-ci était morte étranglée. Une autre fois il fut appelé auprès d'une malade atteinte de cholérine avec coliques violentes ; on croyait à une attaque d'hystérie et un grand gaillard allait lui serrer le cou. S'il était arrivé quelques minutes plus tard elle était étranglée.

Pour guérir l'entorse, faire marcher sur l'articulation distendue une femme qui a eu deux jumeaux (Bordelais).

La foulure est traitée par un cataplasme de persil pilé avec du sel pour enlever la *meurtrissure;* on met ensuite le pied sur un rouleau de bois, et, en appuyant dessus, on lui imprime des mouvements en avant et en arrière pour *faire rentrer le nerf dans sa gaîne.* Le peuple croit que les nerfs se déplacent, or les empiriques seuls savent les remettre à leur place !

Il n'est pas inutile de dire un mot des préjugés qui ont encore cours relativement à l'emploi des sinapismes, mouches de Milan, vésicatoires, sétons, moxa et à la pratique de la saignée.

Pendant longtemps le sinapisme a été un épouvantail dans nos campagnes, et dire d'un malade *i en mès li moustardo* (on lui a mis les moutardes) signifiait il est agonisant. Aujourd'hui, les temps sont bien changés, et, depuis l'apparition du papier Rigollot, on applique les moutardes pour un rien.

Mais on a trop conservé la mauvaise habitude de le plonger dans l'eau bouillante ou dans le vinaigre très fort, ce qui s'oppose à l'action du ferment et à la production de l'huile volatile, essence de moutarde, à laquelle la moutarde doit ses propriétés irritantes et même caustiques. Or, cette essence se forme, sous l'influence de l'eau, par suite de la *myrosine*, matière albuminoïde, sur le *myronate de potassium*, principe cristallisable. Par la *fermentation sinapisique*, la myrosine dédouble le myronate de potassium en glucose, sulfate acide de potassium, essence de moutarde.

On a tort de considérer comme impropre à la préparation des sinapismes la farine de moutarde vieille. La farine ancienne, de bonne qualité et conservée à l'abri de l'humidité, agit d'abord moins vite que la farine récente; mais, au bout de dix minutes, les effets sont les mêmes. Une grave erreur consiste à croire que l'action du papier Rigollot est la même que celle du cataplasme de moutarde préparé avec la farine. Il n'en est rien; il y a là deux indications bien différentes. Veut-on décongestionner la tête? Appliquez le cataplasme classique, car le papier-moutarde est trop actif et agit trop vite, ou tout au moins interposez une feuille de papier de soie ou de papier ordinaire mouillé entre la peau et le Rigollot. Veut-on provoquer de la douleur, comme dans les cas d'insensibilité asphyxique, de somnolence fébrile, ce qui était défaut devient qualité et le papier-sinapisme remplit mieux le but.

Généralement, on laisse trop longtemps le sinapisme sur place. Dix ou quinze minutes suffisent pour le Rigollot, quinze ou vingt minutes pour le cataplasme sinapisé. Chez les enfants, qui ont la peau fine, et chez les adultes plongés dans le coma, une application plus longtemps prolongée peut amener la vésication et même produire des eschares gangreneuses.

Une des causes qui a aidé puissamment à la vulgarisation

du papier Rigollot est la mauvaise qualité de la farine de moutarde vendue dans nos villages.

Les mouches de Milan constituent un moyen thérapeutique, intermédiaire entre le sinapisme et le vésicatoire, dont le peuple abuse. C'est une panacée, et un enfant a-t-il n'importe quelle affection, on lui appliquera toute une série de mouches de Milan. Ainsi, pendant les grandes chaleurs de l'été, combien de fois n'ai-je pas vu de pauvres petits êtres atteints d'entérite grave provenant d'une alimentation prématurée et mal comprise, auquel on infligeait le supplice des mouches. Un sein robuste les aurait guéris, l'emploi intempestif de mouches ne faisait qu'augmenter leurs souffrances et hâter le dénouement fatal.

On emploie aussi beaucoup dans nos campagnes la mouche d'opium appliquée sur les tempes contre les névralgies, maux de dents, etc. J'ai pu me convaincre que l'opium y était souvent absent. On le remplace par de l'encens dissous par un peu d'alcool et fixé sur la toile.

Le vésicatoire est également un moyen de médication beaucoup trop répandue dans le peuple et constitue une des exagérations les plus communes de la médecine domestique encore fort attachée aux idées de l'humorisme ancien, qui faisait consister toutes les maladies dans une altération, un déplacement ou un défaut de proportion des humeurs.

Pour un rien on recourt à la vésication sous forme de mouches de Milan, de vésicatoires, d'emplâtres Marchand, ou autres, *ai uno aigo que me barrule dins lou corps ;* pour faire sortir cette eau on applique un large vésicatoire que l'on panse ensuite avec des feuilles de végétaux et qui ne sont pas même lavées. On n'a pas la moindre idée de l'antisepsie et on ouvre toute grande la porte à l'absorption de tous les microbes.

Cet abus de la vésication atteint, dans le peuple, les limites les plus affligeantes ; il a des inconvénients de plusieurs sortes ; inconvénients de la perte de temps qu'on eût mieux employé à des pratiques plus rationnelles ; inconvénients inhérents aux vésicatoires qui dans certains s'ulcèrent, se gangrenant, s'étendent au delà de leurs limites, provoquent des engorgements glandulaires, des érisypèles, et déterminent des accidents généraux bien graves et même mortels. *On peut mourir d'un vésicatoire.*

Le vésicatoire est particulièrement dangereux dans le croup, dans la fièvre typhoïde, les maladies de la peau, de la vessie, etc. Toujours il produit des cicatrices difformes, des coutures saillantes se gonflant et rougissant sous des influences diverses et déterminant des douleurs quelquefois très vives. Appliqué au bras, il peut en amener l'atrophie, conséquence de l'arrêt des sucs nutritifs dépensés en partie pour la suppuration du vésicatoire et de la compression, d'ordinaire excessive, produite par les pièces du pansement.

Aussi mon regretté maître, M. le professeur Fonssagrives, se demandait, non sans raison, si, depuis deux mille ans qu'Asclépiade de Bithynie a inventé le vésicatoire, ce moyen n'a pas, en somme, fait plus de mal que de bien, et il répondait affirmativement à la question. Qu'on renonce donc dans les familles à cette routine dangereuse et qu'on laisse au médecin le soin de déterminer les cas où le vésicatoire appliqué en temps opportun et bien dirigé peut rendre des services.

Le séton est un moyen thérapeutique dont on abusait jadis et qui encore aujourd'hui est trop souvent appliqué sur nos animaux domestiques. Il est d'usage dans nos campagnes de faire, à chaque printemps, tirer un séton aux chevaux, mulets ou ânes. Le plus souvent cette opération n'est justifiée par aucun symptôme, mais c'est l'habitude et il faut du temps pour réagir contre une coutume !

A Bédoin on remplace le séton par un moyen original, on

lie la queue de l'animal avec un morceau de mèche de lampe à pompe. Si ce moyen ne paraît pas suffisant on fait avec la même substance une ligature autour des épaules de façon à diminuer le cours du sang et à produire le gonflement de la partie.

Le moxa est disparu de nos mœurs. Ne le regrettons pas. Cette médication barbare a été avantageusement remplacée par l'emploi du thermocautère. C'est un progrès très marqué.

Il y a cinquante ans, nos ruraux, à chaque printemps, faisaient saigner ponctuellement le personnel de leur ferme, bêtes et gens. La femme enceinte était saignée plusieurs fois pendant sa grossesse. Ainsi le voulait la mode. Je ne parle pas de l'état de maladie, car alors on ouvrait la veine à tout propos. C'était un abus. Aujourd'hui on ne saigne plus, c'est regrettable, car dans certains cas ce moyen est utile.

Un préjugé encore trop répandu veut que le linge fraîchement lessivé, bien blanc, sentant bon, soit préjudiciable aux malades. A-t-on, par exemple, à les changer de drap, on prendra les draps d'un autre lit dans lesquels un membre de la famille a déjà couché, mais on n'ira pas les sortir de la garde-robe familiale. Pour la chemise on se servira d'une chemise portée par une autre personne, etc. Le linge blanc, sortant de lessive *empêche de suer* et *porte malheur*, par allusion sans doute à la dernière toilette que nécessitait l'ensevelissement, alors qu'on avait l'habitude de mettre les morts en suaire et de ne pas les habiller, pratique qui dans le peuple est relativement récente.

Le peuple redoute le *froid et chaud*, maladie qui reconnaît, à son avis, deux causes principales : c'est tantôt un courant d'air quand le corps était chaud, ou bien le malade est allé se gorger d'eau fraîche après un travail pénible

Inutile de faire observer que ce froid et chaud peut être une pneumonie, une pleurésie, une bronchite, un rhumatisme au début. Peu importe, le traitement sera le même, on fera bouillir avec du vin, soit du lard, soit de l'huile : on réduira de moitié et on boira chaud. On se figure aisément quelle funeste perturbation doit produire un pareil remède, au moment même où le malade est pris d'une violente fièvre.

Outre le breuvrage sudorifique ci-dessus, on applique sur la poitrine une omelette au lard, aussi chaude que le malade peut la supporter.

Puisque la plupart des maladies, pour le peuple, sont dues au froid, faire suer est donc logique. Aussi, au début de beaucoup d'affections, commence-t-on par accabler le malade sous le poids de lourdes couvertures, par lui faire boire de nombreuses tasses d'infusion de violettes ou de quatre fleurs, par l'entourer de briques, de cailloux chauffés; souvent même on lui met sur la poitrine un pain tiré brûlant du four ou on place à ses côtés du linge renfermant de la chaux vive qu'on vient de mouiller et qui, en s'hydratant, développe une chaleur considérable.

Le malade étouffe, mais gardez-vous de le découvrir, il se refroidirait si la sueur venait ; la sueur *rentrerait* et le malade serait mort !

Après la sudation, la purge. Véritablement le vulgaire abuse de la purgation. Au printemps et à l'automne, il éprouve le besoin de laver le *fusil*. Il mange bien, digère mieux, mais il veut se prémunir contre la bile. Il se purgera donc, et, comme il est assez *dur à mener*, il lui faut quelque chose qui le remue. Aujourd'hui il prendra le *roy* vomitif, demain le *roy* purgatif. Ces deux *roys* avalés et rendus, le voilà en règle avec la coutume. Il y aura gagné souvent une gastro-entérite, mais la bile sera chassée pour six mois.

Vous aurez beau lui dire que la médecine Leroy est un drastique et que les drastiques ne s'adressent qu'à certains cas bien déterminés ; qu'il vaudrait mieux employer les simples purgatifs comme le sulfate de soude ou l'huile de ricin, que souvent même les laxatifs, manne ou rhubarbe, suffiraient. Il ne voudra rien entendre. Et pourtant le *fusil* dont il parle et qu'il veut nettoyer pourrait se comparer à un fusil Lefaucheux. Celui qui prend un laxatif graisse son fusil; celui qui avale un purgatif le brosse; celui qui use d'un drastique le passe au tripoli ou à la paille de fer. Or, les armes de luxe sont rapidement usées, si on les astique ainsi à chaque instant; le tube digestif fait de même : il se détraque quand on le fourbit trop souvent sans nécessité.

Autre erreur populaire à extirper. Il n'est pas rare de rencontrer de vieilles grand'mères qui, avec une grande bonne foi, vous assurent que ce n'est pas sans danger que l'on prive la tête des enfants des parasites qui y pullulent, surtout quand *li pichot* ont du mal. On prend pour cause ce qui n'est pas cause.

Il est certain que dans le cas où il existe quelque maladie sécrétante du cuir chevelu, la suppression brusque de cette sécrétion, sans un traitement approprié, peut produire des accidents quelquefois fort graves provenant de la cessation d'un flux sécrétoire auquel l'économie était habituée. Mais la disparition des poux n'y est pour rien, car les poux ne sont jamais utiles et le bill d'indemnité dont jouissent ces parasites repose sur une pure erreur.

Autant il faut aménager les écoulements habituels du cuir chevelu, autant il faut pourchasser ces hôtes importuns qui, en dehors même du dégoût qu'ils inspirent, agitent les enfants, les privent de sommeil et les épuisent. Il n'est pas rare de voir des enfants mal tenus, envahis par des myriades de ces parasites et qui, sous l'influence de cette cause, restaient pâles, amaigris, les yeux cernés et se développaient mal.

La pratique de beaucoup de mères qui oignent la tête de leurs enfants avec de l'huile d'olive est bonne; ces onctions agissent en invisquant ces insectes et en les asphyxiant ; les lentes se détachent mieux et leur enlèvement par le peigne coupe court à ces pullulations successives. C'est surtout à l'école que l'enfant en contact avec des camarades mal tenus se garnit de poux, aussi devrait-on exiger que tous les écoliers aient les cheveux coupés ras. J'ai pu m'assurer que trop d'enfants tuaient leurs poux avec les dents, les mangeaient même. C'est là une habitude dégoûtante contre laquelle les mères doivent réagir.

Les croûtes laiteuses sont encore trop considérées comme l'arche sainte, on n'ose y toucher et on laisse accumuler sur la tête des jeunes enfants une crasse sordide. On parvient à faire disparaître peu à peu ces croûtes en les impreignant d'un peu d'huile, quelques heures avant de les laver avec de l'eau de savon tiède, et en brossant légèrement les cheveux avec une brosse à chiendent à longs brins. Après le lavage et le nettoyage, il faut essuyer de suite avec un linge sec toutes les parties qui ont été mouillées, afin d'éviter les causes de refroidissements.

Il existe à Noves (Bouches-du-Rhône), une chapelle dédiée à saint Baudile, dans laquelle se trouve une calotte que l'on applique sur la tête de l'enfant porteur de croûtes laiteuses pendant que le prêtre dit la messe ou récite des prières. Cette calotte n'a jamais été lavée et est d'une saleté repoussante. Le fait m'a été conté par une femme qui y conduisit son fils. Elle poussa des cris en voyant cet objet dégoûtant et se contenta de faire brûler quelques cierges sur l'autel du saint. La vieille dévote préposée aux soins de la chapelle et à la conservation de la calotte, fut scandalisée de cette répugnance, disant que bien d'autres, et des meilleurs et des plus grands, avaient accepté et subi le contact.

Il y a, à Malaucène, un oratoire dédié à saint Baudile qui

jouit de la même réputation. Seulement ici on se contente d'y porter l'enfant.

A Villeneuve, pour guérir la même affection, on fixe sur la tête de l'enfant, au moyen de deux fils, la bague nuptiale de la mère.

On voit à Apt, dans la chapelle de sainte Anne, un berceau que vont mettre en mouvement les femmes stériles qui ont le vif désir de devenir mères.

Une personne originaire de Barjac m'assure avoir été guérie d'un ictère erratif par un curé qui employa le procédé suivant : il conduisit mystérieusement la malade au fond de sa cave, lui fit boire un verre de vin vieux et lui annonça qu'il allait faire pour elle une neuvaine qui serait payée ou non suivant la situation de fortune de la malade. La neuvaine fut faite et payée !

Une erreur encore fort vivace est celle qui veut que, si une dent caduque de la première enfance est mangée par un chien, un renard ou un cochon, celui qui l'a perdue voit pousser à sa place la dent d'un de ces animaux. Aussi pour éviter cela beaucoup d'enfants cachent-ils leurs dents, tombées naturellement ou arrachées, dans un trou de muraille.

Si un cheval prend un clou de rue, il suffit pour le guérir et l'empêcher de boîter d'aller planter un clou dans le tronc d'un mûrier.

Si un bœuf en labourant vient à être piqué par le soc de la charrue, on arrachera trois poils de la queue du même bœuf, on les nouera ensemble, puis après les avoir attachés à la pointe du soc, on se remettra à labourer et le bœuf sera guéri (Lozère).

Contre la pousse du cheval, on fait, dans la Lozère, saigner les oreilles de l'animal en y pratiquant des incisions, puis on frappe sur l'oreille avec trois morceaux de bois d'espèces différentes.

Pour faire disparaître le fourmillement des pieds, il suffit de tracer le signe de la croix sur le soulier avec le doigt mouillé de salive.

Un procédé infaillible pour faire revenir à elle une personne évanouie, consiste à lui introduire le pouce dans l'anus (Meyrargues).

Pour faire cesser le hoquet, on doit se mordre la langue, ou se pincer fortement l'oreille, ou fixer le creux de la main pendant dix minutes, ou enfin avoir une frayeur subite (Arles).

L'éternuement cesse si on se pince le creux de la main (Arles).

On guérit le mal aux dents en portant autour du poignet une corde de violon en guise de bracelet (Villeneuve).

Les œufs pondus le vendredi-saint arrêtent le flux de sang (Meyrargues).

On ne doit pas disposer son lit de telle sorte que les pieds de la personne couchée soient tournées vers la porte ; l'oubli ou le mépris de cette précaution amène la mort dans l'année (Remoulins).

S'abstenir de faire une lessive pendant l'octave des morts, la semaine du carnaval, ou la semaine qui suit le décès d'un membre de la famille (Remoulins).

Disons un mot des vers qui sont de véritables boucs émissaires et le terrible cheval de bataille de la pathologie populaire de l'enfance. Aux yeux du vulgaire, les vers sont la cause de la plupart des méfaits qui assiègent le pauvre bébé. A-t-il des coliques ? les vers ! Des frissons, des crampes, de la toux, les yeux battus, de la lassitude ? les vers ! Est-il chagrin, maussade ou hargneux, se gratte-t-il le nez ? les vers ! Encore les vers ! Toujours ces maudits vers ! Aussi les moyens de combattre ces mécréants sont-ils nombreux : ver de terre à toutes les sauces, ail, huile de cade, essence de lavande et surtout si bébé tette, ne pas oublier de lui faire avaler les trois cuillerées, huile, vin, lait maternel ; le tout aromatisé avec un peu de jus de citron !

Une croyance à détruire relativement au carreau. Cette maladie spéciale à l'enfance est mal soignée dans le peuple, aussi point de médication à citer, mais elle donne lieu à une superstition très répandue. Dans le cours de la maladie, les enfants maigrissent beaucoup, tout en conservant leur appétit ; le ventre prend des proportions considérables et devient proéminent, ce qui fait contraster son volume avec l'émaciation du tronc et des membres. On voit alors sur le thorax, à l'intersection des côtes, les attaches musculaires former comme des digitations, et, avec de la bonne volonté, on peut y reconnaître la forme d'une main. On dit, dans les campagnes, que c'est une âme qui presse la poitrine de l'enfant et cherche à l'étouffer, afin sans doute de se réunir à la sienne, et, pour preuve, on ne manque pas de vous montrer l'empreinte des mains qui, de chaque côté, serrent le petit malheureux. Dès lors on n'a plus qu'à savoir quelle est l'âme qui veut entraîner celle de l'enfant.

Si quelque grand-parent est mort depuis peu, c'est la sienne qui est accusée de cette attention homicide ; à défaut de grands-parents, on suspecte quelque autre mort, un voisin ou bien un ennemi. Dans ces conjonctures, on a recours à l'épreuve de l'eau ; un lange de l'enfant est jeté dans la fontaine réputée sacrée ; si l'enfant doit vivre, le lange surnage ; s'il s'enfonce... l'enfant mourra, et dès ce moment il est abandonné à sa mauvaise fortune. Si le lange a surnagé, il reste une difficulté, c'est de savoir de quel lieu, réputé *saint, dépend* la maladie, afin qu'on puisse faire lâcher prise à l'âme, auteur du mal. C'est la matrone la plus autorisée du village qui décide le cas.

Me voici arrivé au terme de mon travail. J'ai volontairement ou non laissé dans l'ombre pas mal de croyances superstitieuses à dévoiler, de nombreux préjugés à détruire. Qu'importe, j'ai tracé le plan et indiqué la voie ; d'autres viendront fixer définitivement ce que je n'ai fait qu'esquisser, et creuser le sillon à peine marqué.

Que doit-on conclure de mon étude rapide ? En présence de la survivance de si absurdes croyances, faut-il désespérer de les voir disparaître et se résigner à croire que l'état intellectuel du peuple n'est pas de nature à être changé ? D'abord l'homme ne s'est jamais résigné, la résignation n'étant pas une vertu humaine : *arrivaren quand mume* disaient nos pères ! Ensuite il est juste de reconnaître que les croyances dont je viens de parler sont celles qui exsistaient dans mon enfance, et j'ai pu constater, non sans une grande satisfaction, que beaucoup étaient ignorées de la génération actuelle. Pour déraciner celles qui survivent, nous devons faire appel à différents moyens.

Il faudrait, comme le demandait Munaret, au pays une organisation médicale mieux entendue, des lois pénales et plus sévères et plus efficaces, des magistrats assez philanthropes pour surveiller leur entière et prompte exécution, et des médecins assez indépendants pour dénoncer à l'autorité tous les délits d'une nature aussi grave qui se commettent sous leurs yeux.

On devrait fermer au plus vite toutes les pharmacies tenues par des personnes non diplômées, par des sœurs le plus souvent. C'est le dernier refuge de la crédulité et des pratiques irraisonnées et irraisonnables. Le prête-nom de ces officines irrégulières, quand il existe, devrait être rigoureusement poursuivi, même et surtout lorsqu'il s'abrite derrière un fallacieux traité de vente. On verrait alors les jeunes pharmaciens se fixer dans ces pays : l'obscurité ferait place à la lumière, l'exploitation à une sage pratique. Langogne, Villeneuve, Cadenet, Laudun, etc., etc., en sont témoins.

La loi Roussel, en exigeant que les enfants placés en nourrice fussent surveillés, a créé un contact plus fréquent entre le médecin et la nourrice ; celle-ci a bénéficié, dans une large mesure, des conseils qu'on lui donnait, et l'hygiène du peuple est devenue plus large, mieux entendue. L'exemple a gagné les maisons voisines et la leçon d'hygiène pratique a profité à tout le monde. C'est là de l'argent bien placé !

L'organisation de l'assistance médicale gratuite fera aussi beaucoup de bien dans nos campagnes, car elle permettra aux médecins et aux pharmaciens de s'établir dans des pays aujourd'hui dépourvus de tout secours médical et pharmaceutique. Leur présence, leurs conseils, leur exemple feront le reste, et alors la superstition sera bien malade, si même elle n'aura pas vécu. Ce sera encore de l'argent utilement dépensé !

On devrait aussi exiger des accoucheuses une troisième année d'étude qui serait surtout consacrée à leur apprendre les grandes lois de l'hygiène et à les familiariser avec les premiers soins à donner en cas d'accidents en attendant le médecin. L'organisation actuelle est défectueuse, j'ai pu m'en assurer par une longue pratique ; beaucoup d'accoucheuses n'ont jamais pansé une plaie, pratiqué une saignée et sont incapables de formuler la moindre potion calmante.

Il faudrait en faire les prêtresses de l'hygiène non seulement infantile, mais générale. Le bien que nos populations rurales en retirerait serait immense. Les communes, les départements et l'Etat devraient s'entendre pour qu'elles trouvent des moyens d'existence dans nos campagnes et qu'elles y restent Il n'est pas digne qu'à la veille du XXe siècle une femme enfante sans secours ou qu'une créature humaine disparaisse à jamais, sans qu'un être intelligent et sympathique l'assiste dans ce moment particulièrement pénible.

Enfin, et ce sera l'éternel honneur de la troisième République, la grande impulsion donnée à l'instruction primaire chassera les derniers ténèbres et fera évanouir les derniers fantômes. L'enfant d'aujourd'hui sera l'homme de l'avenir. Il cherchera à mieux comprendre la nature, il écartera le merveilleux, il demandera à l'expérience raisonnée des faits indiscutables ; aux superstitions entretenues par la crédulité, il opposera des préceptes utiles; aux amulettes des remèdes, à l'ignorance le savoir, aux ténèbres la lumière.

www.ingramcontent.com/pod-product-compliance
Ingram Content Group UK Ltd.
Pitfield, Milton Keynes, MK11 3LW, UK
UKHW021106200726
13857UKWH00003B/1113